Wenn du überredet, ermahnt,

unter Druck gesetzt, belogen,

durch Anreize gelockt, gezwungen,

gemobbt, bloßgestellt, beschuldigt,

bedroht, bestraft und

kriminalisiert werden musst ...

Wenn all dies als notwendig erachtet wird,

um deine Zustimmung zu erlangen –

kannst du absolut sicher sein, dass das,

was angepriesen wird,

nicht zu deinem Besten ist.

(Ian Watson)

Thomas Mayer
Ratgeber Impfdruck und Impfpflicht

© 2022 Thomas Mayer, c/o JENBACHMEDIA, Grünthal 109, 83064 Raubling

ISBN 978-3-89060-827-3
eISBN 978-3-89060-369-8

Dieses Buch kann auf Rechnung bestellt werden bei:
Buchbestellung@protonmail.com
Es ist auch überall im Buchhandel erhältlich.
Vertrieb für den Buchhandel: Neue Erde GmbH, Auslieferung Prolit
oder über die Barsortimente.
Preis: 16,00 € (D)/16,50 € (A)

RATGEBER IMPFDRUCK UND IMPFPFLICHT

Selbstachtung und Würde bewahren

Thomas Mayer

Inhalt:

Warum dieses Buch

geschrieben im Februar 2022

Liebe Leserin, lieber Leser,

es geht in diesem Buch nicht darum, ob man sich gegen Covid19 impfen lassen soll oder nicht. Das ist eine individuelle Entscheidung, die jede und jeder eigenständig treffen kann und muss.

Es geht um den Impfdruck und den Impfzwang. Es geht um die fortgesetzten offenbaren Manipulationen und Entwürdigungen eines übergriffigen Staates, um die Impfapartheid. Bis 2020 war so etwas unvorstellbar.

Viele ungeimpfte Menschen sind inzwischen zermürbt durch die alltägliche Diskriminierung. Aufgrund der seelischen Schmerzen und der biographischen Bedrohungen wollen viele dem Impfdruck entweichen und suchen händeringend Auswege.

In dieser Lage sind inzwischen auch sehr viele Menschen, die sich impfen ließen. Oft haben sie das auf Druck von außen getan, um die Arbeit zu behalten, das Studium fortzusetzen, reisen zu können, sich mit Freunden in der Kneipe treffen zu können oder um den verbalen Attacken aus der Verwandtschaft nicht mehr ausgesetzt zu sein. Doch die Fristen für die Impfzertifikate wurden verkürzt, oft sind sie schon abgelaufen und damit wurden auch die Grundrechte wieder eingeschränkt. Es droht ein Impf-Abonnement alle paar Monate. Was jetzt tun?

Ich habe 2021 zwei Bücher geschrieben: „Spirituelle Notwehr in der Coronakrise – 28 Meditationen", um die Mitte und spirituelle Anbindung zu bewahren, sowie das Buch: „Corona-Impfungen aus spiritueller Sicht". Darin wird auf Basis von Erfahrungsberichten von über 50 Beitragenden untersucht, wie sich diese Impfungen auf Seele und Geist und das nachtodliche Leben auswirken. Leider wirken sie sich sehr stark aus.

Aufgrund dieser Bücher habe ich in den letzten Monaten viele Emails und Briefe bekommen mit folgenden Fragen:

- Was kann man mit geistigen und naturheilkundlichen Mitteln machen, um die Impffolgen zu minimieren und zu verarbeiten?
- Sind die neuen Impfstoffe von Novavax und Valneva eine vertretbare Alternative zu den bisherigen genbasierten Impfstoffen?

Zu diesen Fragen hatte ich lange eine Schreibsperre. Mein Gewissen bremste. Warum? Ich möchte nicht dafür verantwortlich sein, dass meine Antworten jemanden veranlassen, sich impfen zu lassen, weil er so stark von außen unter Druck steht, und deshalb nach jedem Strohhalm greift. Unter Druck kann man leicht etwas falsch auffassen und ist dann vielleicht doch mit der Impfung überfordert. Das kann blockierende Folgen für das weitere seelische und geistige Leben haben. Dafür möchte ich nicht mitverantwortlich sein. Ich möchte auch nicht dafür mitverantwortlich sein, dass jemand nach einer Impfung schwer erkrankt oder stirbt, was oft genug vorkommt.

Mir wurde klar, ich muss die Antworten breiter einbetten. So entstand dieses Buch. Es gibt einen Überblick zu den wichtigsten Aspekten der Impfpflicht und zu Handlungsmöglichkeiten.

Viele Menschen erleben den Impfdruck als psychische Gewalt. Der übergriffige Staat macht seine Bürgerinnen und Bürger zu Opfern. Das zu durchleben ist eine große Herausforderung, wie bei jeder Traumatisierung. Wenn eine Frau von ihrem Mann gequält wird, tröstet man sie, aber noch wichtiger ist, die Frau darin zu unterstützen, von diesem Mann unabhängig zu werden. Es geht als Erstes also darum, aus einer Opferrolle auszusteigen und die eigene Würde, Souveränität und Freiheit wiederzuerlangen.

Zweitens ist es nötig, sich zu besinnen und die Lage anzusehen. Die meisten der Coronaregeln waren sinnlos, da Geimpfte genauso erkranken und anstecken können wie Ungeimpfte. Das ist spätestens seit Sommer 2021 bekannt. Die Regeln dienten offensichtlich nur dazu, Ungeimpfte vom gesellschaftlichen Leben auszuschließen und ihnen das Leben möglichst schwer zu machen. Die Impfapartheid führte zur Spaltung der Gesellschaft bis in die Familien und Freundeskreise.

Das Deutschland, in dem ich aufgewachsen bin und das ich liebte, dieses Deutschland gibt es nicht mehr.

Bis zur Bundestagswahl im September 2021 sprachen sich die Regierung und alle Parteien gegen eine Impfpflicht aus. Kaum gewählt, beschloss der Bundestag am 10. Dez. 2021 die Impfpflicht für medizinische und pflegende Berufe. Davon sind geschätzt neun Millionen Menschen betroffen, sehr viele existentiell. Diese empfinden nun eine verletzende staatliche Übergriffigkeit. Ein Grundvertrauen in die Gesellschaft und die Demokratie ist erschüttert. Viele werden ihre Berufe aufgeben, der Pflegenotstand wird dadurch noch grösser.

Die Covid-Impfungen sind keine Impfungen im bisherigen Sprachgebrauch. Ein Infektionsschutz besteht bestensfalls einige Wochen, Geimpfte können genauso erkranken und anstecken wie Ungeimpfte. Durch eine Impfung schützt man andere nicht, auch nicht sich selbst. Im Gegenteil: Da die genbasierten Impfungen das Immunsystem schwächen, erkranken inzwischen geimpfte Menschen an der Omikron-Variante häufiger als ungeimpfte Menschen. Unter diesen Bedingungen eine Impfpflicht zu beschließen, ist eine Beleidigung der menschlichen Vernunft.

Und es ist zutiefst unmoralisch. Die genbasierten Impfungen werden als solidarischer Akt verkauft, in Wirklichkeit sind sie eine versuchte Körperletzung: Die genbasierten Impfungen sind bis zu 100mal gefährlicher als Grippeimpfungen, das zeigen die weltweiten staatlichen Impfnebenwirkungsregister. Das deutsche Paul-Ehrlich-Institut erfasste schon über 2000 Verdachtsfälle für Tode nach einer Covid-Impfung. Da bekanntermaßen höchstens 5% der Nebenwirkungen gemeldet werden und unter Berücksichtigung, dass es 2021 nach dem Beginn der Impfkampagne eine große Übersterblichkeit in Deutschland gab, muss man realistischerweise von 40.000 Impftoten in Deutschland ausgehen. Das kommt einer mittelgroßen Stadt gleich.

Eine Impfpflicht entspricht damit einer auf die gesamte Bevölkerung bezogenen fahrlässigen oder versuchten Körperverletzung oder Tötung durch den Staat. Das widerspricht Art. 1 des Grundgesetzes: „Die Würde des Menschen ist unantastbar". Der Staat darf niemals töten. Es geht dabei nicht um die Anzahl, ein solches Gesetz wäre auch mit 100 oder 10 Impftoten verfassungswidrig. Es widerspricht auch Art. 2 des

Grundgesetzes: „Jeder hat das Recht auf Leben und körperliche Unversehrtheit. Die Freiheit der Person ist unverletzlich."

Es widerspricht in meinen Augen auch der Religionsfreiheit (Art 4 GG); faktisch befinden wir uns in einer Art moderner „Zwangsmissionierung", in dem versucht wird, „Ungläubige" zur Konvertierung in die „Impf-Religion" zu zwingen. Ich werde nicht konvertieren: Ich glaube nicht an diese genbasierten Impfstoffe profitgieriger Pharmakonzerne, sondern ich glaube an mein Immunsystem, das von Gott geschaffen wurde. Ich fühle mich in Gottes Hand und im Schosse der Mutter Natur sehr wohl.

Die Impfpflicht markiert in meinen Augen ein Ende einer freiheitlichen rechtstaatlichen Demokratie. Ich habe mich vierzig Jahre sehr intensiv für die Direkte Demokratie und die Bürgerrechte eingesetzt. Dabei bleibe ich. Aber ich musste mir klarmachen: Das Deutschland, das ich liebte, ist durch die Impfpflichtbeschlüsse und -ankündigungen geistig untergegangen. Ein möglicher Bundestagsbeschluss für eine allgemeine Impfpflicht ist nur noch das Beerdigungsritual.

Ich weiß, dass viele eine solche Aussage als übertrieben ansehen. Ich empfinde es aber so und ich kenne nicht wenige, denen es ähnlich geht. Es auszusprechen und anzuerkennen ist erleichternd, eine gesundende Anerkennung der Realität. Vor dort aus kann an einer Wiederauferstehung einer freiheitlichen Demokratie gearbeitet werden. Daran möge dieses Buch einen Beitrag leisten.

Die Lebenssituationen und Verantwortlichkeiten sind sehr unterschiedlich. Deshalb kann ich gut verstehen, wenn sich jemand für eine Covid-Impfung entscheidet. Dafür endet dieses Buch mit einem Kapitel mit Möglichkeiten, wie man mit naturheilkundlichen und geistigen Mitteln eine Impfung begleiten kann.

Ich wünsche eine anregende Lektüre!

Thomas Mayer

Teil 1

Orientierung

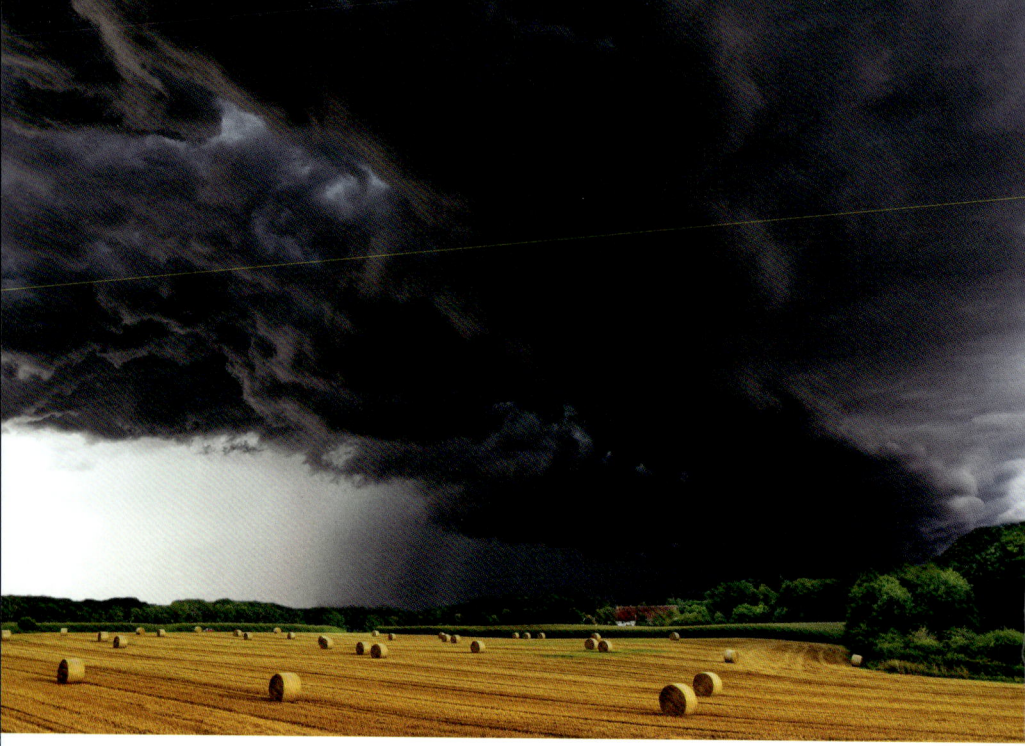

Psychische Gewalt

Mit den Impfpflicht-Beschlüssen in Deutschland und Österreich im Dezember 2021 änderte sich mein Seelenleben. Oft wachte ich morgens mit einem leisen inneren Weinen auf. Zunächst verstand ich es nicht, später wurde mir klar: Ich leide den Schmerz und die Trauer mit, die sehr viele Menschen durch diese staatlichen Beschlüsse erleben. In der Nacht verbindet man sich seelisch mit anderen Menschen. Ich kenne Hunderte, die direkt betroffen und tief erschüttert sind.

Das wurde mir auch in Briefen gezeigt:

„Ja, es ist wirklich eine Vergewaltigungserfahrung und das Empfinden einer tiefen Ohnmacht," schreibt ein Mann, der sich gegenüber seiner kranken Frau verpflichtet fühlt, seine Arbeitsstelle zu behalten und zur Impfung gedrängt wird.

Eine Lehrerin schrieb mir:

> *„Die Impfpflicht für medizinische Berufe ist für viele meiner Bekannten ein starker Schock und eine sehr große Belastung. Nicht jeder kann einfach aus dem System aussteigen ...*
>
> *Noch bin ich als Lehrerin nicht betroffen – aber die Diskussion über eine allgemeine Impfpflicht ist ja bereits in vollem Gange und ich bin leider nicht sehr optimistisch, dass sie noch aufgehalten wird. Natürlich werde ich die Hoffnung nicht aufgeben, aber ich versuche, mich bereits jetzt innerlich darauf vorzubereiten. Für mich stellt sich, ganzheitlich und spirituell gesehen, noch einmal eine ganz neue Problematik vor Augen: Wie schaffe ich es, eine Zwangsimpfung anzunehmen und entsprechend zu verwandeln? Denn für mich ist klar, dass ich meinen Beruf nicht aufgeben kann und auch nicht in einer Parallelgesellschaft leben kann. Ganz besonders wichtig scheint mir dabei die Verwandlung dieser Gewalterfah-*

rung, die für mich mit tiefen Ohnmachtsgefühlen verbunden ist. Aus der Traumaforschung weiß ich, wie prägend diese Erfahrungen, individuell und kollektiv, sind. Meiner Ansicht nach sind wir auch deswegen in der momentanen Lage, weil wir – gerade in Deutschland – unser gewaltiges kollektives Trauma noch nicht aufgearbeitet haben."

Ein Freund, Waldorflehrer in Rente, den ich wegen seiner besonnenen und tiefsinnigen Art schätze, schrieb mir:

> *„Die Regierungen werden immer radikaler und wollen die Zwangsimpfung erreichen. Ich habe daraufhin an 13 Politiker*innen folgenden Brief geschrieben:*
>
> *«Sehr geehrte ...!*
>
> *In den Nachrichten und Kommentaren wurde wieder mit harten Worten die allgemeine Impfpflicht gefordert. Das macht mich sehr erschrocken, denn ich werde mich mit keiner momentanen Substanz impfen lassen! Auch nicht mit Novavax, Valneva, Sinovax oder Sputnik V, denn ich habe kein Vertrauen in das Experiment.*
>
> *Ich kann jetzt nachfühlen, wie es meinem Großvater zumute gewesen ist, der unter dem Druck der Nazis den Freitod gewählt hatte. Ein Onkel starb durch Euthanasie. Meine Mutter musste sich als Halbjüdin verstecken. Meine Tante wurde von der „Roten Hilde" zu 25 Jahren Zuchthaus verurteilt, weil sie als Gastwirtin deutschen Soldaten Essen gab und damit den Krieg verlängerte. Ich bin mit 18 aus der DDR in den Westen geflohen und hatte noch viele Jahre traumatische Träume. Endlich aber fing ich an, demokratischen Geist zu atmen für die meisten Jahre meines Lebens. Aber seitdem die Pandemie uns bedrängt, holt mich die Bedrängung meiner Familiengeschichte wieder ein. Als Ungeimpfter werde ich ausgegrenzt wie schon in der DDR als Christ, ich werde beschimpft als Covidiot und Bekloppter von höchsten Beamten des Staates. Ich soll gegen meinen Willen geimpft werden und muss der Wut und dem moralischen*

Druck der aufgehetzten Gesellschaft standhalten! Der ungute Schatten deutscher Geschichte wird wieder als lebendig erlebt. Das kann jemand, der im Westen geboren wurde, kaum verstehen und die nach 1990 Geborenen erst recht nicht; diese finden es toll, wie gut die Regierung die Pandemie bekämpft, während ich mit Sorge den Weg in die Diktatur sehe.

Es muss doch Alternativen zum Impfen geben! Aber wo sind die alternativen Medikamente? Ich erwarte von der Regierung, dass sie schnellstens solche Medikamente auch dem Volk anbieten wird! (...)»

Bisher habe ich keine Antwort erhalten, wie nicht anders zu erwarten, nur Sarah Wagenknecht hat in «Wagenknechts Wochenschau» die immer donnerstags als Video kommt, meinen Brief erwähnt.

Ich werde alles versuchen, der Impfung zu entkommen, aber wenn es mir nicht gelingt, werde ich mit dem Auto mit 160 kmh gegen einen Baum fahren. Oder gibt es eine Alternative?

In tiefer Verbundenheit grüßt dich ..."

Um Alternativen soll es in diesem Büchlein gehen.

Gewalterfahrung

Wichtig erscheint mir zu verstehen, dass der Impfdruck und die Impfpflicht als psychische Gewalterfahrung erlebt werden kann. Für die Seelen-Hygiene ist es entscheidend, dass die damit verbundenen Gefühle Raum bekommen und durchlebt werden. Freundinnen und Freunde können helfen, es muss besprochen und durchfühlt werden. Trauma kann man nicht bekämpfen, sondern nur annehmen und verwandeln. Verdrängung wäre Gift.

Letztlich muss jede und jeder sich selbst – von innen – die Achtung geben, die von außen wegzunehmen versucht wird.

Dem übergriffigen Staat und den Impffanatikern ist es egal, wie es ihren Opfern geht – diese müssen zur Impfung gezwungen werden, da sie uneinsichtig sind. Das haben wir seit 2021 oft genug gehört. Eine solche Herz- und Empathielosigkeit ist brutal. Das merkt man besonders, wenn man sich konkrete Menschen vorstellt.

Ein Mann hatte nach der ersten Impfung Wortfindungs- und Gedächtnisprobleme und ist froh, diese Nebenwirkung nach einem halben Jahr verdaut zu haben. Er hat nun Angst vor einer nächsten Impfung. – Durch die Impfpflicht wird er gezwungen, denn „er ist eine Gefahr für die Gesundheit."

Eine Frau hat Angst vor den Nebenwirkungen der Impfung. Eine ihrer Freundinnen ist schon daran gestorben. – „Egal", wird gesagt, „es gibt keine Nebenwirkungen, die Impfungen sind sicher, die Frau muss zur Impfung gezwungen werden!"

Eine Bekannte, die sehr spirituell ist, sagt: „Mit diesen Impfungen würde ich meine Verbindung zur geistigen Welt und den Engeln und Elementarwesen verlieren. Ich würde das Wichtigste in meinem Leben verlieren." – „Egal, soll sie es verlieren, sie muss geimpft werden!"

Ich selbst habe mein Immunsystem mit Covid19 trainiert und bin immun, umfassender und langfristiger als Geimpfte. Meinen Körper den genbasierten Injektionen auszusetzen, davor graust mir und ich bin mir letztlich nicht sicher, wie gut es gelingen würde, das zu verarbeiten. – „Egal, wir zwingen dich zur Impfung", droht mir die Impfpflicht.

Bisher unvorstellbare Diskriminierung

Man stelle sich vor: Den Muslimen in Deutschland oder den Mitgliedern einer anderen religiösen Gemeinschaft oder allen Einwanderern würde von der Regierung verboten, öffentliche Veranstaltungen, Geschäfte und Restaurants zu besuchen und Ausbildungen an Universitäten zu absolvieren. Bus und Bahn dürfen sie nur mit einem extra Passierschein benützen, den sie sich täglich besorgen und dafür bezahlen müssen. Bei bestimmten Krankheiten bekommen sie keine Lohnfortzahlung mehr. Sie dürfen keine medizinischen und pflegenden

Berufe mehr ausüben und werden gekündigt. Auch von vielen anderen Arbeitsgebern werden sie abgewiesen.

Stellen Sie sich das einmal vor. Es ginge – zurecht – ein Aufschrei der Empörung durch das Land. Diese Verbote würden sehr schnell aufgehoben werden und die Regierung, die das beschlossen hat, müsste wohl zurücktreten.

Was in der Vorstellung undenkbar ist, ist aber geschehen! Die 12 Millionen Ungeimpften über 18 Jahren wurden auf genau diese Weise durch Regierungsbeschlüsse diskriminiert. Aber das störte in den Medien und Politik fast niemanden, sondern es wurde applaudiert.

Das Land, indem ich aufgewachsen bin, ist nicht wiederzuerkennen.

Impffanatiker

Um diese Diskriminierung vorzubereiten, wurden ungeimpfte Menschen zwei Jahre lang entmenschlicht und für verrückt erklärt. Daran waren führende Politiker und großen Medien maßgeblich beteiligt. Dazu schreibt Christoph Hueck im Blog der Akanthos-Akademie:

> *„«Indianer» darf man nicht mehr sagen. Auf dem Landesparteitag der Berliner Grünen im April 2021 hatte die Spitzenkandidatin Bettina Jarrasch als Berufswunsch aus Kindertagen «Indianerhäuptling» angegeben. Aus der Videoaufzeichnung wurde das mit dem Hinweis herausgeschnitten: «An dieser Stelle wurde im Gespräch ein Begriff benutzt, der herabwürdigend gegenüber Angehörigen indigener Bevölkerungsgruppen ist. Wir haben diesen Teil daher entfernt. Auch wir lernen ständig dazu, und wollen weiter daran arbeiten, unser eigenes Handeln und Sprechen auf diskriminierende Denkmuster zu hinterfragen.»*

> *Liebe Berliner Grüne, könntet Ihr nicht mal mit Herrn Ministerpräsident Winfried Kretschmann reden? Er bezeichnete Impfkritiker als «Aasgeier» (...). Und redet doch bitte auch mit dem ehemaligen Bundespräsidenten Joachim Gauck, für den Impfskeptiker «Bekloppte» sind.*

Am besten auch gleich mit Bundeskanzler Olaf Scholz («enthemmte Extremisten»). Bei der SPD-Vorsitzenden Saskia Esken («Covidioten») ist es ja wahrscheinlich zu lange her. Auch Bundespräsident Frank Walter Steinmeier hatte bereits 2020 ausgemacht, dass «die Verantwortungslosigkeit einiger weniger ein Risiko für uns alle» ist."[1]

Es gab noch viele weitere Schimpfworte: „Tyrannen", „Sozialschädlinge" und „Geiselnehmer". Und nehmen wir Jens Spahn, der im November 2021 regelrecht gegen Ungeimpfte wütete: „Es gibt immer noch diejenigen, die glauben, das Virus könne ihnen nichts anhaben. Diese Menschen würde ich am liebsten auf eine Intensivstation zerren und sie im Angesicht des Leids fragen: Was muss eigentlich noch passieren, damit ihr es kapiert?"[2]

Eine solche verbale Enthemmung und Entgleisung führender Politiker gegenüber ihrer eigenen Bevölkerung ist einmalig in der Nachkriegsgeschichte Deutschlands. Damit wurde die Stimmung vorbereitet für die Impfpflicht.

„Aufruf zur Vergewaltigung"

Der deutsch-jüdische Schriftsteller Chaim Noll hatte sich selbst dreimal gegen Corona impfen lassen, er betont: „Aus freier Entscheidung". In einem Artikel beschreibt er pointiert das Problem der Impfpflicht.[3]

„Dass sich der Staat, eine Partei, eine selbsternannte Elite, Vorgesetzte oder wer auch immer für besser informiert, klüger, wissenschaftlicher halten als die übrige Bevölkerung und daher für berechtigt, aus diesem Besserwissen heraus die Unklugen, Falschdenker und Verweigerer zu zwingen, das vermeintlich Klügere zu tun, ist ein Merkmal totalitärer Gesellschaften."

„Impfen bedeutet das Eindringen eines Instruments in den Körper eines Menschen zum Zweck einer Injektion fremder Stoffe – ein Vorgang, der nur mit Einwilligung des oder der Betroffenen vorgenommen werden darf.

Die Hoheit über ihren Körper liegt in einer freien Gesellschaft ausschließlich bei den Individuen, nicht bei irgendeiner übergeordneten Instanz. Wir erkennen den Körper eines oder einer Anderen als unantastbar an, solange uns nicht deutliche Zeichen der Zustimmung gegeben werden, die eine Berührung oder ein Eindringen legitimieren. Bei sexuellen Handlungen unterscheiden wir scharf zwischen Einvernehmlichkeit und, wo diese nicht vorliegt, Vergewaltigung. Auch unser Recht macht hier den entscheidenden Unterschied: eine einvernehmlich vorgenommene Handlung ist als solche nur unter besonderen Umständen von juristischem Interesse, während eine Vergewaltigung in jedem Fall strafrechtlich verfolgt, bestraft und gesellschaftlich geächtet wird.

In diesem Sinne gleicht eine zwangsweise vorgenommene Injektion von Fremdsubstanzen in den Körper eines Menschen einer Vergewaltigung. Und der von einigen Politikern, Wissenschaftlern und Medienleuten ergehende Aufruf zu einer Impfpflicht oder Zwangsimpfung dem Aufruf zur Vergewaltigung. Die zwangsweise Impfung muss nicht unbedingt mit körperlicher Gewalt vorgenommen werden. Es genügt, um den Tatbestand der Nötigung zu erfüllen – auch hier ähnlich wie bei sexueller Nötigung –, wenn erpresserischer Druck auf die Ungeimpften ausgeübt wird."

Ich weiß, dass diese Dimensionen der Impfpflicht von den Befürwortern nicht gerne gehört, sondern verdrängt werden. Es sei doch gar nicht so schlimm und es ist doch nur zu eurem Wohl …

Toxische Beziehung

Folgende Geschichte hat mich berührt und blieb in meinem Gedächtnis. Sie ist zugespitzt, aber doch passend zu unserer Lage.

„Der Mann meiner Freundin lässt nicht zu, dass sie Freunde oder Familie besucht. Er hat sie dazu gebracht, jeden Kontakt zu ihnen einzustellen, es sei denn, es geht um Telefon oder Computer. Er liest und zensiert ihre Kommentare in den sozialen Medien. Er gibt ihr das Gefühl, dass sie verrückt sei, weil sie denkt, dass er sie kontrolliert und dass sie undankbar ist, schließlich tut er das nur, weil er sich um sie kümmert.

Er will nicht, dass sie ins Fitnessstudio geht, also geht sie nicht. Er will nicht, dass sie arbeitet, also geht sie nicht. Er sagte ihr, du musst dich auf mein Einkommen verlassen. Er lässt sie nicht mehr ausgehen, es sei denn, es ist notwendig, und wenn sie es tut, fühlt sie sich schuldig.

Inzwischen ist sie so müde, verängstigt und unglücklich, dass sie alles tun wird, um sich weniger einsam zu fühlen.

Er möchte, dass sie einen medizinischen Eingriff durchführt, den sie wirklich nicht möchte. Er sagt, wenn sie es für ihn tut, lässt er sie wieder ins Kino gehen und mit ihren Freunden ausgehen. Aber selbst dann möchte er, dass sie etwas auf ihr Handy herunterlädt, damit er ihre Bewegungen verfolgen und jeden Tag genau verfolgen kann, wo sie sich befindet. Er sagt, es beruhige ihn und es sei zu ihrem eigenen Besten – denn nur er kann sie beschützen.

Und um das Ganze abzurunden, sagt er ihr immer, dass er all das nur macht, weil er sie liebt.

Habe ich Ehemann gesagt?

Ich meinte die Regierung.“

Ist es übertrieben, von psychischer Gewalt zu sprechen?

Für Befürworter von Lockdowns und Impfpflicht ist das natürlich harter Tobak, wenn sie als „Gewalttäter" bezeichnet werden. Geht dieser Vergleich nicht zu weit? Es geht doch um Gesundheitsschutz und wir haben halt eine Pandemie ...

Was aber wäre, wenn es doch so erlebt wird? Der Wiener Psychiater Raphael Bonelli erzählte in seinem Video „Die Vergewaltigung von Ungeimpften"[4] schon im Oktober 2021 von einer steigenden Zahl von ungeimpften Patientinnen und Patienten, die sich durch den auch in Österreich starken Impfdruck „vergewaltigt" fühlen. Bonelli unterscheidet aus seiner therapeutischen Erfahrung heraus drei Gruppen: Menschen, die sich aus Überzeugung haben impfen lassen, „pragmatisch Geimpfte", die es taten, um wieder am gesellschaftlichen Leben teilnehmen zu können, und eine dritte Gruppe: „Die Leute, die jetzt noch zur Impfung gedrängt werden sollen, diese Menschen empfinden das als Gewalt. Es wird sehr häufig in meiner Praxis von «Vergewaltigung» gesprochen. Das heißt: Ich muss mich impfen lassen, sonst verliere ich meinen Job. Aber ich will mich nicht impfen lassen."

„Mein Körper gehört mir" oder „Mein Körper gehört dem Staat"

Der Journalist Roland Rottenfußer macht auf den großen Widerspruch aufmerksam:

> *„Es sind ausgerechnet jene Kräfte, die sich besonders für den Schutz der Frauen vor sexueller Belästigung und für die Autonomie über den eigenen Körper eingesetzt haben: Grüne, Linke und SPD hatten sich im Verein mit sich modern gebenden Konservativen besonders an die Me-too-Bewegung und die von Feministinnen erhobene Forderung «My body, my choice» angehängt. Nun geben sie unter Verweis auf ein sattsam bekanntes Virus all diese Grundsätze auf. Plötzlich scheint das Motto zu lauten: «Mein Körper gehört dem Staat.» Und aus dem*

für die Menschenwürde unverzichtbaren Motto «Nein heißt nein» wurde: «Den klopfen wir schon noch weich, wenn wir nur hartnäckig genug sind.» Der Staat verhält sich wie ein peinlich uneinsichtiger «Verehrer», der alle Grenzen überrennt und letztlich selbst vor Gewalt nicht zurückschreckt, um etwas in den Körper von Bürgern einzuführen, was diese dort erklärtermaßen nicht haben wollen. Eine allgemeine Impfpflicht würde diese Entwicklung auf die Spitze treiben."[5]

Es gehört zum Unfassbaren unserer Zeit, dass die Parteien und Gruppierungen, die sich ansonsten besonders gegen Rassismus und Diskriminierung einsetzen, die stärksten Befürworter einer Diskriminierung von Ungeimpften sind und einen „Impfrassismus" eingeführt haben – und es hinbekommen, diesen eklatanten Widerspruch selbst nicht zu bemerken.

Anregungen für die Selbstbesinnung:

– Es ist wichtig zu unterscheiden: Welche Gefühle werden durch den Impfdruck ausgelöst? Und was kommt aus den eigenen Seelentiefen, welche eigenen Resonanzfelder beginnen zu schwingen?

– Werden durch den Impfdruck alte Traumatisierungen (individuelle, familiäre oder kollektive) berührt? Wenn ja, dann gebe diesen Traumatisierungen Raum. Durchfühle und durchbete sie. Spreche mit Freundinnen und Freunden darüber. Wenn das nicht ausreicht, suche therapeutische Hilfe zur Begleitung in der Traumaauflösung.

– Es ist gut, wenn alles auf den Tisch kommt. Versuche Dankbarkeit zu empfinden für dieses Geschenk des Impfdrucks, das eine seelisch-geistige Weiterentwicklung ermöglicht.

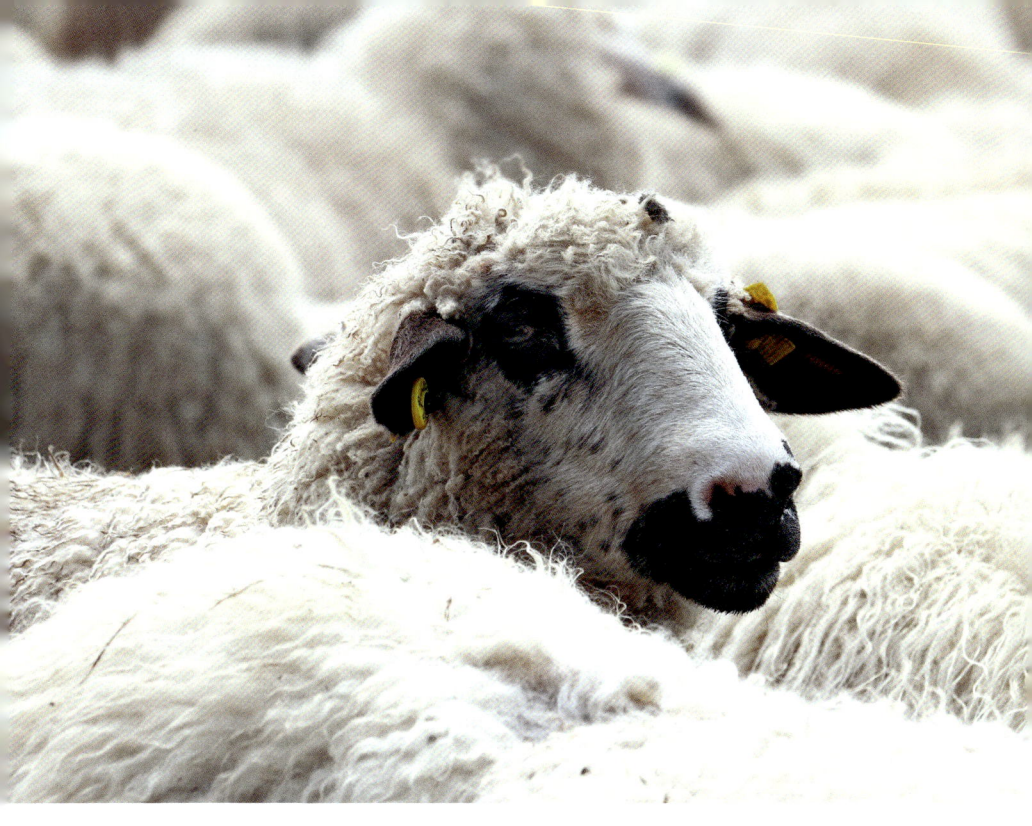

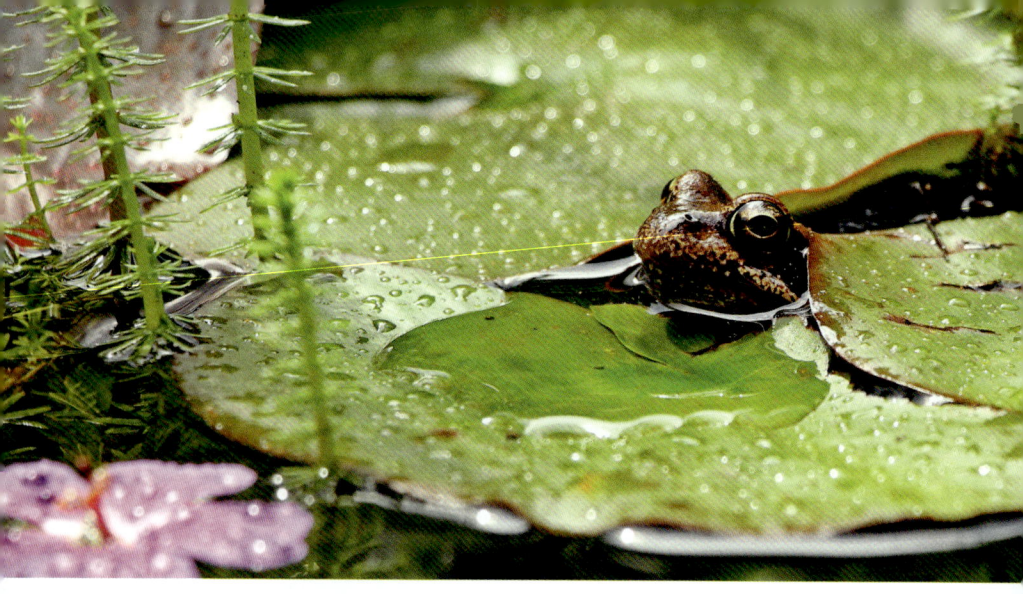

Kurze Erholung

Die Welt scheint verrückt geworden zu sein. Man darf aber die Hoffnung nicht aufgeben. Es gibt noch viele Orte der Menschlichkeit und Normalität.

Florida: Impfpflicht in Florida gesetzlich verboten

Das Repräsentantenhaus und der Senat Floridas beschlossen am 17. November 2021 per Gesetz das Verbot einer Impflicht für Angestellte von Behörden und öffentlichen Bildungseinrichtungen sowie für private Unternehmen. Das Gesetz verbietet auch Maskenpflicht in öffentlichen Schulen und schützt ungeimpfte Angestellte vor dem Verlust ihres Arbeitsplatzes aufgrund von Bundesvorschriften. Außerdem wird die Befugnis des Generalarztes zur Anordnung von Impfungen aufgehoben. „Heute senden wir eine klare Botschaft, dass Florida für Freiheit steht", sagte Senatspräsident Wilton Simpson.[6]

Litauen: Parlament lehnt Impfpflicht für Ärzte und Pflegepersonal ab

In Litauen initiierte die Regierungsmehrheit ein Gesetz für eine Impfpflicht im Gesundheits- und Sozialwesen. Nach heftiger öffentlicher Diskussion lehnte das Parlament die Impfplicht Anfang Januar 2022 ab. Der Wissenschaftsjournalist Dr. Peter F. Mayer berichtet:[7]

„Litauen hat erst vor drei Jahrzehnten seine Unabhängigkeit von der Sowjetunion erkämpft. Auch deshalb wurde der Gesetzentwurf von der Zivilgesellschaft als Versuch der Rückkehr zum Totalitarismus verstanden. In der alten Sowjetunion gab es nicht nur Zwangsimpfungen, sondern auch Zwangsbehandlungen gegen Geschlechts- und Geisteskrankheiten sowie Suchterkrankungen. Die Autonomie des menschlichen Körpers sowie die Grundsätze der freien und informierten Zustimmung galten nicht.

Die Mitglieder des Seimas (litauisches Parlament), die für die Gesetzesänderungen stimmten, erhielten viele Briefe von empörten Wählern, und mehrere prominente Dissidenten gegen das Sowjetregime sprachen sich öffentlich gegen die Initiative aus.

Öffentliche Organisationen, Gewerkschaften, Ärzteverbände und die Medizinstudenten sprachen sich ebenfalls gegen die Änderungen aus. Die Initiative wurde als Erniedrigung der Würde und des Ansehens des ärztlichen Berufsstandes bezeichnet: Wenn Ärzte in der Lage sind zu beurteilen, wann eine Impfung nicht empfehlenswert oder sogar gefährlich ist, dann muss ihnen auch das Recht zugestanden werden, über ihren eigenen Gesundheitszustand zu befinden."

Schweiz: Volk stimmt über Impfpflicht ab

Ende Januar 2022 bestätigte der Schweizer Bundesrat, dass mit 125.015 gültigen Unterschriften die Volksinitiative „Für Freiheit und körperliche Unversehrtheit" zustande gekommen ist. Diese fordert eine Änderung der Bundesverfassung, wonach im Zusammenhang mit einer Impfung Eingriffe in die körperliche oder geistige Unversehrtheit einer Person deren Zustimmung bedürfen. „Die betroffene Person darf aufgrund der Verweigerung der Zustimmung weder bestraft werden noch dürfen ihr soziale oder berufliche Nachteile erwachsen", heißt es im Initiativtext, der Teil der Schweizer Bundesverfassung werden soll.

Die Initiative wird voraussichtlich 2024 den Schweizer Stimmbürgerinnen und -bürgern zur Abstimmung vorgelegt werden.[8]

Die Impfpflicht ist der größte politische Wortbruch in der Geschichte der Bundesrepublik

Zwei Jahre lang beteuerten die deutsche Regierung und führende Politiker, dass es keine Impfpflicht geben werde. Am 26. September 2021 war Bundestagswahl. Kaum hatten die Bürgerinnen und Bürger ihre Stimme abgegeben, wurde das Versprechen gebrochen. Am 10. Dezember 2021 beschloss der Bundestag mit großer Mehrheit eine Impfpflicht für medizinische Berufe, die geschätzt neun Millionen Berufstätige betrifft. Eine allgemeine Impfpflicht ist angekündigt und soll 2022 beschlossen werden. Führen wir uns die Versprechen der Politiker vor Augen.

Bundesgesundheitsministerium

Bis zum 19. November 2021 hatte die deutsche Bundesregierung auf ihrer Seite „Fakten gegen Falschmeldungen zur Corona-Schutzimpfung"[9] folgendes Bild:

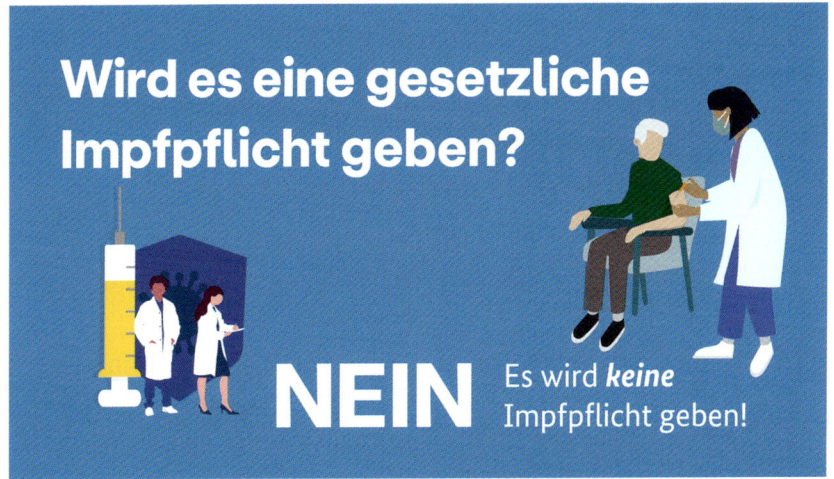

Darunter stand der unmissverständliche Satz: „Eine Impfpflicht wird es nicht geben. Nachrichten und Beiträge, die etwas anderes behaupten, sind falsch."

Das lässt sich im Internetarchiv archive.org überprüfen.[10] Auch auf dem Twitter-Account des Bundesgesundheitsministeriums findet man dasselbe Motiv und dieselbe Aussage.[11]

Am 19. Nov. 2021 verschwand das Bild kommentarlos, die Impfpflicht war also spätestens dann von Regierungskreisen intern beschlossen.

CDU/CSU

Unionsfraktion im Bundestag:

Kurz nach Weihnachten 2020 veröffentlichte die Unionsfraktion im Bundestag ein Statement ihres Abgeordneten MdB Jan-Marco Luczak:

> *„Für uns als Unionsfraktion ist und bleibt klar, dass es keine Impfpflicht geben wird. Auch keine Impfpflicht durch die Hintertür. Jeder kann und muss sich frei entscheiden können, ob er sich impfen lässt oder nicht. Eine Spaltung der Gesellschaft in Geimpfte und nicht Geimpfte wollen wir nicht."*

Und Thorsten Frei, der stellvertretende Vorsitzende der CDU/CSU-Bundestagsfraktion, ergänzte in einem Fernseh-Interview gegenüber der ARD: „Aktuellen Handlungsbedarf sehe ich nicht, weil die Haltung des Staates durch die Gesetze klar geregelt ist." Der Staat sei durch die geltenden Gesetze zur Gleichbehandlung von Geimpften und Nichtgeimpften verpflichtet, so Frei.[12]

Jens Spahn, Bundesgesundheitsminister bis 2021:

Bundesgesundheitsminister Jens Spahn sagte im November 2020:

> *„Ich kann uns im Übrigen nur dringend davor warnen, eine Ansteckung mit der Schuldfrage zu verbinden."[13]*

Am 18. November 2020 betonte Jens Spahn im Deutschen Bundestag:[14]

> *"Und weil es ja schon wieder anders behauptet wird – auch in den sozialen Medien –, ich gebe ihnen mein Wort, es wird in dieser Pandemie keine Impfpflicht geben."*

Angela Merkel, Bundeskanzlerin bis 2021:

Angela Merkel versprach als Bundeskanzlerin am 13. Juni 2021:

„Es wird keine Impfpflicht geben."[15]

Sachsens Ministerpräsident Michael Kretschmer (CDU) twitterte am 5. Mai 2020 per Videoeinspieler:

„So eine Art Impfzwang – ich will mal deutlich sagen, das ist Unfug. Niemand wird in Deutschland gegen seinen Willen geimpft. Auch die Behauptung, dass diejenigen, die sich nicht impfen lassen, ihre Grundrechte verlieren, ist absurd & bösartig. Lassen Sie uns Falschnachrichten & Verschwörungstheorien gemeinsam entgegentreten."[16]

SPD

Heiko Maas, noch geschäftsführender Außenminister, erklärte Mitte November 2021: „Ich halte es nicht für notwendig, eine allgemeine Impfpflicht in Deutschland zu verhängen." Und er sprach hier für eine größere Gruppe (SPD oder/und Bundesregierung): „Weil wir es nicht für notwendig halten, weil wir es auch aus verfassungsrechtlichen Gesichtspunkten für schwierig halten."[17]

Olaf Scholz wurde im TV-Triell am 29.08.2021 gefragt: „Impfpflicht für bestimmte Berufe, medizinisches Personal, Polizisten, Lehrer?" Olaf Scholz gibt eine klare Antwort: „Nein."[18]

Und am 12. September 2021 verkündete Olaf Scholz bei Maybritt Illner im ZDF: „Also, erstens bin ich gegen eine Impfpflicht..."[19]

Karl Lauterbach, jetzt Bundesgesundheitsminister, erklärte im Mai 2020: „Ich bin selbst ein klarer Gegner eines sogenannten Impfpasses oder Impfausweises bei Corona. (...) Da haben wir die ursprünglichen Pläne von Spahn gestrichen." Dessen Idee eines Immunitätsnachweises „wäre eine Zweiklassengesellschaft gewesen. Das haben wir gestoppt."

Auf die Frage, wie er sich verhalte, wenn die Idee eines Immunitätsausweises zukünftig wieder thematisiert werden sollte, antwortete Lauterbach: „Wir machen das nicht mit."

Ebenso eindeutig war seine Replik auf den Einwand, dass es noch keine Langzeitstudien über die Impfstoffe gebe: „Eine Impfpflicht wird's dafür auch nicht geben", betonte Lauterbach. Diese sei auch im Gesetz nicht vorgesehen.[20]

Das unterstrich er am 21. März 2021 auf seinem Facebook-Kanal: „Jeder, der sich nicht impfen lassen will, hat dazu natürlich voll das Recht. Ich bin gegen eine Impfpflicht."[21]

FDP

Und FDP-Chef Christian Lindner in einem Zeitungsinterview:

> *„Ich bin ... gegen eine Impfpflicht, auch gegen eine Impfpflicht, indem man den Menschen, die nicht geimpft sind, den Alltag so schwer wie möglich macht. Das wäre eine mittelbare Impfpflicht. Impfen muss eine Frage der Selbstbestimmung bleiben."[22]*

Ein knapp einminütiges Video mit FDP-Chef Christian Lindner hat es in sich. Aufgenommen wurde es im Bundestags-Wahlkampf, mit einer wackeligen Handy-Kamera, auf einer Straße. Da wird der heutige Finanzminister von seinen möglichen Wählern in spe befragt, wie er zu den Einschränkungen für Ungeimpfte steht.

„Er werde als Ungeimpfter diskriminiert, sagt ein Mann auf dem Video zu dem Politiker. Der antwortet: «Dann können sie zur FDP kommen. Wir sind grundsätzlich der Meinung, dass Ungeimpfte nicht diskriminiert werden sollten.» Sodann sagt er: «Meine Meinung ist: In einer Gesellschaft, wo so viele geimpft sind, kann der Ungeimpfte sich höchstens selbst gefährden. Deshalb sollen auch im Herbst Ungeimpfte zum Beispiel in die Gaststätte gehen können, vielleicht mit der Voraussetzung eines negativen Tests, den sie aber nicht selbst bezahlen müssen. Sondern das macht die Solidargemeinschaft weiterhin.»

«Das sagen Sie jetzt. Aber sagen Sie das auch noch nach den Wahlen...?», entgegnet eine Passantin skeptisch.

Darauf Lindner: «Das sage ich vor den Wahlen und nach den Wahlen. Und 2017 haben Sie gesehen, dass die FDP nach den Wahlen sogar bereit ist, Nein zu sagen zu einer Regierung, wenn sie ihre Zusage brechen müsste.»[23]

Die Grünen

Annalena Baerbock im TV-Triell am 29.08.2021 auf die Frage nach einer bevölkerungsweiten Impfpflicht: „Rechtlich, auch aufgrund unserer Geschichte, ist das in Deutschland so nicht möglich."[24]

Führt man sich all diese Aussagen heute vor Augen, muss man tief Luft holen und zur Entspannung einen Spaziergang im Wald machen …

Bundestag beschließt Impfpflicht

Alle oben gesammelten Aussagen gegen eine Impfpflicht stammen aus der Zeit vor der Bundestagswahl am 26. September 2021. Am 10. Dez. 2022 beschlossen 570 Bundestagsabgeordnete in Deutschland die Impfpflicht für medizinische und pflegende Berufe. Davon sind geschätzt etwa 9 Millionen berufstätige Menschen betroffen.[25]

Gegen diese Impfpflicht stimmten nur

– Ulrich Lechte aus Regensburg von der FDP,

– Dr. Sarah Wagenknecht von der Linken,

– Dr. Hans-Peter Friedrich aus Hof von der CSU,

– Manfred Grund aus Heilbad Heiligenstadt von der CDU,

– Jens Koeppen aus Schwedt von der CDU,

– Andreas Mattfeldt aus Verden von der CDU,

– Jana Schimke aus Lübben von der CDU,

– sowie 71 Mitglieder der AfD und ein fraktionsloser Abgeordneter.

Es fällt auf, dass dieses Gesetz extrem schnell beschlossen wurde:

7.12.21: Erste Lesung im Bundestagsplenum

8.12.21: Anhörung im Hauptausschuss des Bundestages

10.12.21: Zweite und Dritte Lesung im Bundestagsplenum

10.12.21: Zustimmung durch den Bundesrat

11.12.21: Unterzeichnung durch den Bundespräsidenten

12.12.21: Inkrafttreten des Gesetzes

Warum musste es so schnell gehen? Andere Gesetze brauchen Jahre. Eigentlich sollen diese Verfahrensschritte dazu dienen, dass eine öffentliche Diskussion und ein Interessenausgleich stattfinden können. Offensichtlich ging es aber genau darum, durch einen Überraschungs-coup eine kritische Öffentlichkeit auszuschalten. Eine Diskussion sollte erst gar nicht entstehen.

Es traf viele unvorbereitet. Noch im November war die Ansicht verbreitet, dass eine Impfpflicht juristisch nicht machbar sei und es gab ja die Beteuerungen der Politiker. Ich gehörte auch zu den Leichtgläubigen.

Bundesverfassungsgericht schützt Grundrechte nicht mehr

Am 30. November 2021 wies das Bundesverfassungsgericht mehrere Klagen gegen die „Bundesnotbremse" in einem Hauptsacheverfahren ab. Dieses Urteil markiert eine Wende oder gar den Endpunkt der Nachkriegsdemokratie in Deutschland.

In früheren Jahrzehnten schützte das Bundesverfassungsgericht die Grundrechte gegenüber der Regierung. Das ist nun vorbei, in diesem Urteil ging es nur noch um den Schutz der Regierung vor den Bürgern. Natürlich wurde das nicht so deutlich gesagt, sondern in 150 Seiten Juristendeutsch eingepackt.

Heribert Prantl, der ehemalige Kommentator der Süddeutschen Zeitung, bewertete das Urteil: „Oberflächlich, feige und gefährlich." „Prantl erinnerte daran, dass er noch zum 65. Geburtstag des Grundgesetzes geschrieben habe: «Eine Verfassung ist dafür da, den Menschen Halt zu geben. Das hat das Bundesverfassungsgericht getan.» Das war 2014. Nun fürchte er, dass diese Zeit vorbei ist. Wenn sich nicht noch etwas ändere, markierten die Corona-Beschlüsse einen Wendepunkt in der Geschichte des Gerichts, vom Geist der großen Richter in der Geschichte des Verfassungsgerichts sei nichts zu spüren. (...)

«Die Karlsruher Beschlüsse geben der Politik fast alle Freiheiten bei der Corona-Bekämpfung», so Prantl. Es reiche nicht, dass das Gericht von einem «angeblich schlüssigen Gesamtkonzept der Corona-Bekämpfung» fabuliere und sich die grundrechtliche Prüfung erspare. Ein Fazit, das Prantl, ehemals Sprecher am Landgericht Regensburg, zieht, ist: «Es schwindet die Sicherheit im Recht, an die ich glaube und glauben will.»"[26]

Das Bundesverfassungsgericht hat keine selbständige Tatsachenerhebung vollzogen, wie man es von einem Gericht erwarten würde. Das hat System. Seit zwei Jahren weigern sich die meisten Verwaltungs- und Amtsgerichte zu prüfen, ob die Aufhebung der Grundrechte tatsächlich begründet war. Stattdessen verweisen sie meist auf die Einschätzungen des Robert-Koch-Instituts (RKI), das aber eine weisungsabhängige Behörde der Bundesregierung ist. Auch die Aussagen von PEI, STIKO, EMA und WHO sind als Regierungsaussagen zu werten, da diese Erfüllungsgehilfen des Staates sind. Diese Arbeitsverweigerung der Gerichte, eine eigenständige Tatsachenerhebung zu machen und unabhängige Expertengutachten anzufordern, wurde nun vom Bundesverfassungsgericht abgesegnet.[27]

Damit beißt sich die Katze in den Schwanz, zur Kontrolle der Regierung werden abhängige oder weisungsgebundene Institutionen herangezogen. Gewaltenteilung gibt es damit nur noch auf dem Papier. Dem Gericht ist die Regierung näher als die Bürger. Sicherlich spielt hier auch eine Rolle, dass 2020 der langjährige CDU-Parteifunktionär Dr. Stephan Harbarth zum Präsidenten des Bundesverfassungsgerichts ernannt wurde.

Botschaft kam an

Die Botschaft des Bundesverfassungsgerichtes war also, dass die Regierung einen Freibrief für Grundrechtseinschränkungen hat. Diese Botschaft kam an, offensichtlich hat die Regierung nur darauf gewartet und nützte den Dammbruch sofort.

Am Morgen des 30. November 2021 wurde das Urteil bekannt, schon mittags lief die Eilmeldung über die Ticker, dass der künftige Kanzler Scholz für eine allgemeine Impfpflicht sei![28]

Am 12.12. legte Scholz nach, bei der Pandemiebekämpfung dürfe es keine „roten Linien" mehr geben, was implizit bedeutet, auch die rote Linie der Grundrechte nicht mehr.[29]

Rechtsverdrehung

Gegen die einrichtungsbezogene Impfpflicht gibt es viele Klagen beim Bundesverfassungsgericht (BVerfG). Eine einstweilige Anordnung lehnte das BVerfG am 10.2.2022 ab. In seinem Kommentar beschreibt der Rechtsanwalt Jürgen Eskes das Urteil, das ein eklatantes Beispiel dafür ist, was man „Rechtsverdrehung" nennt:

> *„Mit Eilentscheidung vom 10.02.2022, das Impfpflicht-gesetz für den Gesundheitsbereich betreffend, hat das BVerfG den Vollzug dieses umstrittenen Gesetzes leider nicht ausgesetzt, dafür aber das Recht. Das BVerfG räumt ein, dass die Impfung schwere Nebenwirkungen haben kann bis hin zum Tod als extremer Ausnahmefall (RNr. 16).*
>
> *Doch anstatt diesen ihm vorgelegten Sachverhalt juristisch zu würdigen, nämlich die von dem Gesetz statuierte pflichtgemäße Impfung als Normalfall mit ihren etwaigen gesundheitlichen Folgen, entgrenzt das BVerfG und, auf diese Weise, negiert es das ihm vorgelegte Problem, indem es lapidar bemerkt, es stehe jedem frei, sich gegen die Impfung zu entscheiden, d.h. aus dem Beruf auszuscheiden (RNrn. 17, 21). Also Impfdruck und Impffolgen existieren eigentlich nicht. Alles gar nicht so schlimm. Irreversibilität der Impfung wird von dem BVerfG negiert, weil man es ja gar nicht erst zur Impfung kommen lassen muss.*
>
> *Mit der Einführung dieser Sachverhaltsalternativität (Aufgabe des Berufs) sabotiert das BVerfG eine juristische Beurteilung, denn die kann sich immer nur auf einen bestimmten und nicht auf alternative Sachverhalte beziehen, so auch hier: Impfpflicht in den Gesundheitsberu-*

fen, nicht außerhalb davon. Die Sachverhaltsalternativität ermöglicht dem BVerfG stattdessen eine weitgehend rechtsfreie, dafür aber schwungvoll-dynamische Folgenabwägung zugunsten des Vollzugs des Impfpflichtgesetzes, denn: wem die Impfpflicht nicht passt, der kann ja aussteigen. Der rechtlichen Prüfung des mit der Verfassungsbeschwerde in aller Eindeutigkeit vorgelegten Problems, Impfpflicht in Gesundheitsberufen, entzieht sich das BVerfG so auf unlautere Weise.

Dass das BVerfG juristische Maßstäbe gar nicht einzuhalten gewillt ist, zeigt sich namentlich auch an dessen unpassenden Hinweis, dass wirtschaftliche Nachteile, die Einzelnen durch den Vollzug eines Gesetzes entstehen, nicht geeignet sind, die Aussetzung der Gesetzesanwendung zu begründen (RNr. 17). Denn die von dem BVerfG dabei in Bezug genommenen wirtschaftlichen Schäden, die diejenigen erleiden, die sich nicht impfen lassen und daher ihren Beruf aufgeben müssen, entstehen nicht durch den Gesetzesvollzug an ihnen, sondern im Gegenteil dadurch, dass sie dem Gesetzesvollzug an ihnen gerade ausweichen."

Im einen nächsten Kapitel wird gezeigt, dass die Impfpflicht offensichtlich verfassungswidrig ist. Dennoch ist zu befürchten, dass das Bundesverfassungsgericht diese durchwinkt. Änderungen in der Rechtsprechung wird es vermutlich erst dann geben, wenn sich der Wind in der öffentlichen Diskussion ändert.

Ein Witz hilft, das zu ertragen:

Ein Rechtsanwalt sagt: „2 plus 2 ist vier – aber ob wir damit vor Gericht durchkommen, kann ich nicht versprechen."

Erosion des Vertrauens

Gebrochene Versprechen scheinen Politik-Prinzip zu sein. Damit begannen auch die staatlichen Corona-Maßnahmen. Am 14. März 2020 verlautbarte das Bundesgesundheitsministerium:

> *„Achtung Fake News*
>
> *Es wird behauptet und rasch verbreitet, die Bundesregierung würde bald massive weitere Einschränkungen des öffentlichen Lebens ankündigen. DAS STIMMT NICHT!"*

Zwei Tage später, am 16. März 2020, beschloss die Bundesregierung den ersten Corona-Lockdown.

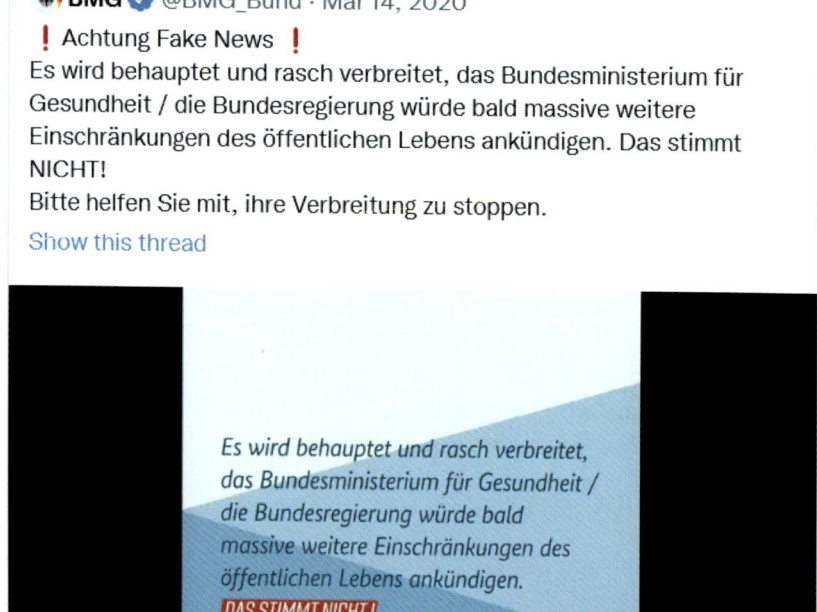

Getäuscht zu werden ist eine tiefe Verletzung und Missachtung. Gebrochene Versprechen als Kernelement der Politik zerstören das Vertrauen und damit die Basis der Demokratie. Kein Wunder, dass das Vertrauen der Bevölkerung in die Demokratie dramatisch erodiert ist.[30]

Anregungen für die Selbstbesinnung

– Welche Gefühle lösen solche gebrochene Versprechen in mir aus?

– Getäuscht oder angelogen zu werden ist meist eine tiefe seelische Verletzung und ein Vertrauensbruch. Was bedeutet das für mich?

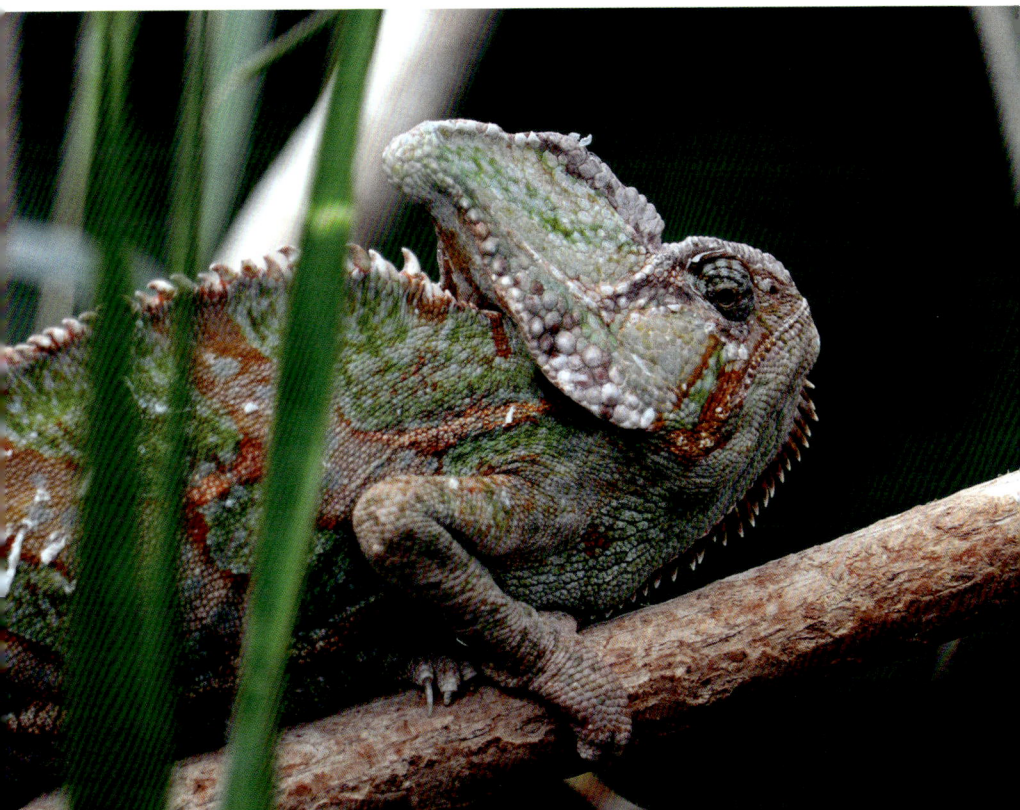

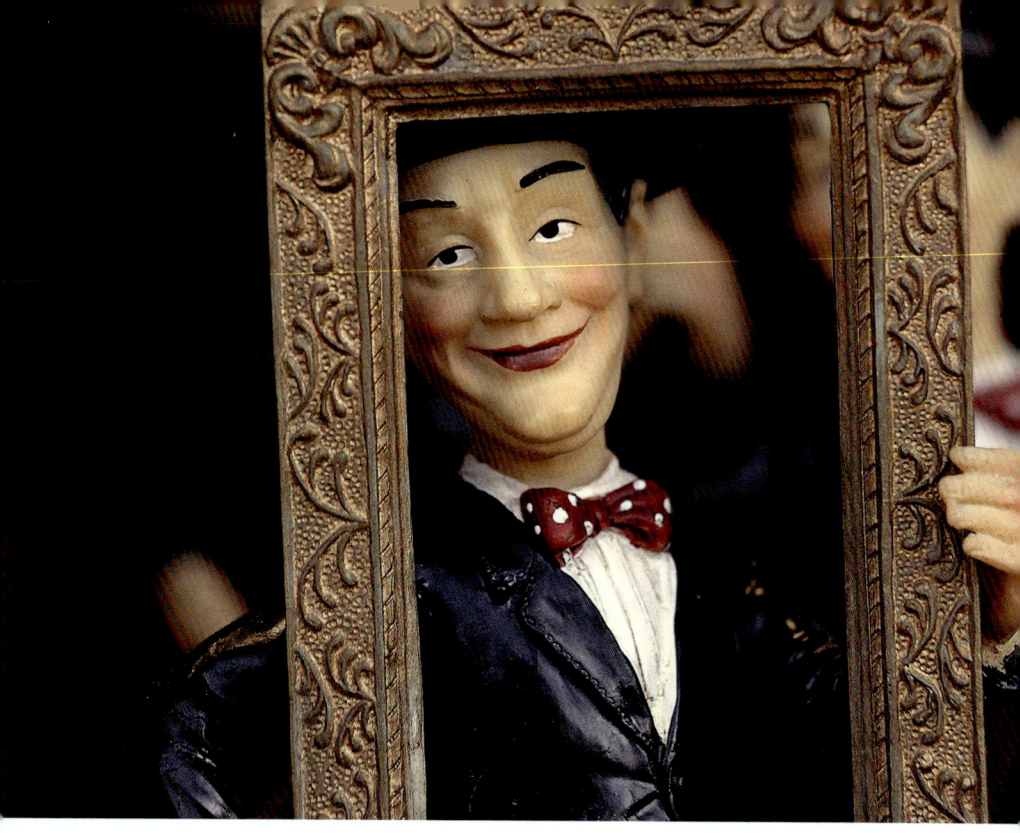

Medizinisch sinnlos

Die Impflicht-Debatte ist eine Beleidigung der menschlichen Vernunft

Die Regierung will Menschen gegen deren ausgesprochenen Willen zur Injektion von genbasierten Impfstoffen zwingen,

- die in der Vergangenheit nur kurzfristig vor Infektionen mit Covid19 schützten,

- die durch die Schwächung des Immunsystems teilweise zu höheren Infektionsraten führen,

- die hundertfach mehr registrierte Nebenwirkungen und Todesfälle verursachen als andere Impfungen,

- die gegen einen Virus im Herbst helfen sollen, den man noch gar nicht kennt und für den logischerweise noch kein passender Impfstoff entwickelt, geschweige denn getestet und zugelassen wurde,

- obwohl eine Impfpflicht gegen viele Menschenrechte verstößt,

- obwohl 99,98 Prozent der Covid19-Erkrankten gesund werden,[31]

- obwohl Geimpfte genauso erkranken und anstecken,

- obwohl vielleicht schon über 97% der Bevölkerung immun sind,

- obwohl Genesene durch die natürliche Immunisierung um ein Vielfaches mehr geschützt sind als Geimpfte,[32]

- obwohl Massenimpfungen zu Virus-Mutationen führen, was die Epidemie verlängert,

- obwohl es zu keinem Zeitpunkt eine Überlastung der Krankenhäuser gegeben hat,

- obwohl seit April 2020 über 25% der Intensivbetten in deutschen Krankenhäusern abgebaut wurden,

- anstatt dafür zu sorgen, dass vulnerable Personen durch Maßnahmen zur Stärkung des Immunsystems geschützt werden,

- anstatt Erkrankte mit bewährten und billigen Covid-Medika-
  menten zu behandeln, die bis zu 60 Prozent Verbesserung des
  Krankheitsverlaufes bewirken,

- anstatt den Pflegenotstand zu beenden,

- anstatt die Lockdowns und Zwangsmaßnahmen endgültig zu
  beenden, da diese nichts nützen, dafür unfassbar schaden.

Die Lage ist gespenstisch

„Die Abgeordneten, die am 26. Januar 2022 in der Orientierungsde-
batte[33] im Bundestag für eine allgemeine oder altersbezogene Impfpflicht plädiert haben, begründen ihre Haltung zumeist mit zwei
grundsätzlichen Argumenten. Erstens soll mit einer Impfpflicht eine
bestehende oder drohende Überlastung des Gesundheitssystems
abgewendet werden. Zweitens sei ein Ende der Einschränkungen der
Grundrechte nur mit einer sehr hohen Impfquote möglich."[34]

Seit dem 12. Januar 2022 gilt im Deutschen Bundestag die 2G-plus-
Regel. Nur noch getestete Geimpfte und Genesene dürfen den Ple-
narsaal betreten. Dabei ist völlig klar: Wenn die Impfungen wirken
würden, wäre 2G-plus nicht notwendig. Geimpfte müssen sich testen,
weil man sich auch mit Impfungen leicht infizieren und dann andere
anstecken kann. Das hat der Bundestag selbst eingesehen und deshalb
2G-plus beschlossen.

Alle Abgeordneten, die eine Impfpflicht forderten, erleben also jeden
Tag am eigenen Leib – konkret in der eigenen Nase –, dass Impfungen
nicht vor einer Infektion und Weitergabe der Krankheit schützen. Das
erlebten sie auch am Morgen des 26. Jan. 2022. Doch kurz darauf ver-
künden sie im Bundestagsplenum, dass die mRNA-Impfungen wirken
würden und nur mit einer sehr hohen Impfquote das Ende der Einschränkungen möglich sei.

Ich bin sprachlos ... es ist gespenstisch. Einfache logische Verknüpfun-
gen scheinen nicht mehr möglich. Und auf diese Weise werden Gesetze
beschlossen, die unser Schicksal bestimmen. Mir macht das Angst.

Leider erlebe ich die Kommunikation mit Regierungen und den allermeisten Abgeordneten immer wieder wie einen Austausch mit Schreibrobotern, es fehlt ein Gegenüber. Das war meine Erfahrung mit zwei von mir gestarteten Petitionen, die von jeweils über 50.000 Menschen unterstützt wurden. Im Mai 2020 startete die Petition „Coronakrise: Ja zu Untersuchungsausschuss". Auf 19 Seiten sind Ungereimtheiten und offene Fragen zur staatlichen Coronapolitik gesammelt, die in einem Untersuchungsausschuss aufgeklärt werden sollten. Im Februar 2021 startete die Petition „Nie wieder sinnlose Lockdowns: Nutzen und Schäden fallen auseinander". [35] Auch diese Petition ist ausführlich begründet. Es gab aber kein Zuhören, kein Verstehen und keine Antworten, sondern nur bezugslose Wiederholungen der eigenen Position. Irgendwann fiel mir auf, dass einige derjenigen, die das Gespräch verweigerten, sehr engagiert und kreativ darin wurden, diejenigen, die kritische Fragen stellten, öffentlich zu diffamieren.

Offensichtlich geht es nicht um Gespräch, Abwägung und Vernunft. Nach zwei Jahren Covid19 und Lockdowns wird mir immer deutlicher, dass alle Regierungsmaßnahmen vor allem dazu dienen, möglichst viele Menschen zur Covid-Impfung zu treiben. Ich tue mich inzwischen schwer, andere Ziele darin erkennen zu können. Wer meint, dass diese Aussage übertrieben ist, sollte dieses Kapitel weiterlesen.

Angesichts der täglichen Informationsflut ist es nicht einfach, sich zu orientieren. Es ist nötig, sich auf wesentliche Faktoren zu konzentrieren und vor allem die harten Zahlen zu suchen, die die Wirklichkeit möglichst klar abbilden. Unter diesem Leitstern will ich einige zentrale Themen ansehen.

Vom PCR-Test zur Pandemie

Um die Gefährlichkeit einer Krankheit einschätzen gibt es zwei zentrale Meßzahlen: Die Fallsterblichkeit und das durchschnittliche Sterbealter.

Die Fallsterblichkeitsrate bei der Covid19-Erkrankung ist 0.15%. [31] Das entspricht den Werten einer normalen Grippe. Bei z.B. Ebola ist sie 40-50%, bei Pocken zwischen 10-30%.

Das durchschnittliche Sterbealter bei Menschen, die an einer Covid19-Erkrankung in Deutschland versterben, ist 84. Die durchschnittliche

Lebenserwartung beträgt 82. Das heißt, mit Covid19 stirbt man - im statistischen Mittel - nicht früher, als man sowieso gestorben wäre.

Der PCR-Test spielt in der öffentlichen Wahrnehmung der Covid19-Pandemie eine zentrale Rolle. Mit dem PCR-Test wurde die Anzahl der Infektionen und auch die Anzahl der Covid19-Toten ermittelt. Hier besteht ein grundsätzliches Problem.

Es ist biologisch nicht zu begründen, eine symptomlose Person als „infiziert" zu bezeichnen. Den Nachweis eines Virus bei einer gesunden Person kann man bestenfalls „Kontamination" nennen. Wobei auch das nicht stimmig wäre, denn die Viren sind schlichtweg überall. Die Präsenz von Viren und Bakterien in unserem Umfeld wird üblicherweise völlig unterschätzt. Zum Beispiel sind in einem Milliliter Meerwasser 10 Millionen Viren enthalten.

Das bedeutet wiederum, dass der Nachweis eines Virus mit der PCR-Methode unsinnig ist, denn diese Methode ist viel zu empfindlich. Diese Methode multipliziert die in einer Probe vorhandene DNA. Mit jedem Replikationszyklus wird die Menge an DNA verdoppelt. Insofern kann bei einer genügend hohen Anzahl an Replikationszyklen theoretisch die Präsenz eines einzigen Virus nachgewiesen werden. Das bedeutet bei der üblichen Verbreitung von Viren im Umfeld, dass mit dieser Methode eigentlich jede Krankheit nachgewiesen werden könnte.

Auch Kary Mullis, der Erfinder dieser Methode hat damals schon betont, dass sie nicht zum Nachweis von Krankheitserregern verwendet werden kann. Sie ist gedacht zum Beispiel zur Wiederherstellung von DNA von prähistorischen Tieren aus dem Blut einer im Bernstein eingeschlossenen Mücke oder zum Nachweis der DNA eines möglichen Täters aus Spuren am Tatort.

Ein Schnelltest ist eine realistische Methode, denn er zeigt nur bei einer höheren Viruslast ein positives Ergebnis, wie sie bei einer echten Infektion vorliegt.

Man lernt schon in der Anfangsvorlesung Infektiologie, dass sich eine Infektion aus den Faktoren der Exposition und der Konstitution ergibt. Mit anderen Worten: Das Vorhandensein eines Virus ist notwendig, aber nicht hinreichend für eine Infektion, also zum Krankwerden des Menschen. Das beste Beispiel dafür ist das Epstein-Barr-Virus, das als

Erreger des Pfeifferschen Drüsenfiebers gesehen wird. Etwa 90% aller Erwachsenen tragen dieses Virus in sich. Wir haben aber keine Pfeiffersche Drüsenfieber-Pandemie, noch könnte man uns als „Pfeifferschesches Drüsenfieber-infiziert" bezeichen. Oder die Streptokokken, die Erreger der Halsentzündung, tragen 100% der Menschen in sich. Auch hier haben wir alle keine Streptokokkeninfektion.

Man könnte mit der PCR-Methode theoretisch viele Pandemien nachweisen, die wir imaginär gerade aktuell hätten. Man wendet diese Methode aber nur auf Covid19 an.

Wir haben aktuell eine schwere Covid19-Grippewelle. Man muss sie aber an der Anzahl der Kranken messen. Die hohe Anzahl der mit PCR-Test-nachgewiesenen „Infektionen" sagt nichts weiter aus, als dass das Virus - wie jedes Virus - weit in der Bevölkerung verbreitet ist.

Auch verläuft ein Großteil aller Covid-19-"Infektionen" symptomlos und ohne Erkrankung. Die Corona-Infektionswellen sind konstruiert.

Ein Virus mutiert ständig. Das ist seine „Überlebensstrategie", da es auf sich wandelnde Fähigkeiten des Immunsystems reagieren muss. Jeder Replikationszyklus eines Virus in jeder Zelle bringt unmittelbar tausende von Mutanten hervor. Diese haben mehr oder weniger unterschiedliche Eigenschaften. Somit ist es biologischer Unsinn, von einer neuen Virusvariante zu sprechen. Wenn man will, kann jeder Virologe sofort zu jeder Zeit eine neue Virusvariante ermitteln. Jedes Land der Welt ist ständig „Virusvariantengebiet". Somit bildet das Melden von neuen, dann bedrohlich erscheinenden Virusvarianten die Realität nicht ab.

Vielleicht schon 97,5 Prozent immun

In Großbritannien wird die Immunität der Bevölkerung laufend untersucht. Im Februar 2022 hatten 97,5% der Bevölkerung Antikörper gegen das SarsCov2-Virus. Alle Covid-Maßnahmen wurden aufgehoben.

Wir müssen davon ausgehen, daß die Lage in Deutschland nicht groß anders ist, aber leider weiß man es nicht genau. Denn in Deutschland gibt es keine repräsentativen Antikörperstudien, die die Grundimmunität der Bevölkerung abbilden. Warum ist das so? Weil eine solche

Datenerhebung „politisch" nicht gewollt war. Von Wissenschaftlern wurde das seit Beginn der Corona-Maßnahmen immer wieder eingefordert, von Behörden, Regierung und Bundestag aber abgelehnt.[36]

Jeder normale Mensch sammelt zuerst die wichtigsten Informationen, bevor er etwas entscheidet oder tut. In der Politik scheint das nicht nötig zu sein. So haben unsere Politiker eine berufsbezoge Impfpflicht am 10.12.21 beschlossen und wollen eine allgemeine Impfpflicht beschließen, obwohl vielleicht schon um die 97,5% der Menschen immun sind. Aber: Wenn schon so gut wie alle immun sind, warum dann noch eine Impfpflicht? An dieser Frage kommt man nicht vorbei. Gleichwohl spielt das Ausmaß der Immunisierung der Bevölkerung in der Impfpflicht-Debatte keine Rolle. Das Impfen ist zum sinnfreien Selbstzweck geworden.

Impfung schützt nicht vor eigener Infektion und vor Ansteckung anderer

Schon im Sommer 2021 war bekannt, dass die Covid-Impfungen nach wenigen Wochen so gut wie keinen Impfschutz mehr bieten und insbesondere gegen die neue Delta-Variante nicht helfen. Daten aus den Vereinigten Staaten, Großbritannien, Israel, Island und Singapur zeigten, dass geimpfte Personen, die sich mit der Delta-Variante des Corona-Virus infizierten, genauso viel Virusmaterial in ihrer Nase tragen können wie ungeimpfte Personen. Sie sind damit gleich „ansteckend" wie ungeimpfte Menschen. Das bestätigte sich im Herbst 2021 durch viele weitere Studien und die praktische Lebenserfahrung.[37]

Was aber machten unsere Regierungen? Diese hatten versprochen, dass mit den Impfungen die Infektionswelle enden und die Lockdowns aufhören würden. Tatsächlich gingen die Lockdowns immer weiter und wurden verschärft. Um davon abzulenken, suchten die Regierungen einen Sündenbock: Die Ungeimpften. Empörungsmanagement nennt man das in der Massenpsychologie.

Gleichzeitig begannen die dritten Impfungen, die „Booster". Gegen die neue Omicron-Mutation halfen die Booster auch nichts, deren Schutzwirkung lässt noch schneller nach. Übrig bleiben zunehmend geschwächte Immunsysteme und eine höhere Covid-Infektionsrate von Geimpften im Vergleich zu Ungeimpften. Das zeigen die Daten aus Großbritannien. Die englischen Statistiker sind vorbildlich, für Deutschland fehlen solche Zahlen. Die Menschen, die Impfstoffe und die Krankheit gleichen sich aber, dasselbe Ergebnis ist deshalb für Deutschland anzunehmen.

Geschwächtes Immunsystem: Geboosterte infizieren sich doppelt so häufig wie Ungeimpfte

In der Graphik sieht man die durchschnittlichen 7-Tage-Inzidenzen der Geboosterten (blau) und der Ungeimpften (orange) in Großbritannien für die Kalenderwochen zwei bis fünf 2022 gemäß den Daten des „COVID-19 vaccine surveillance report Week 6 (UK)".[38]

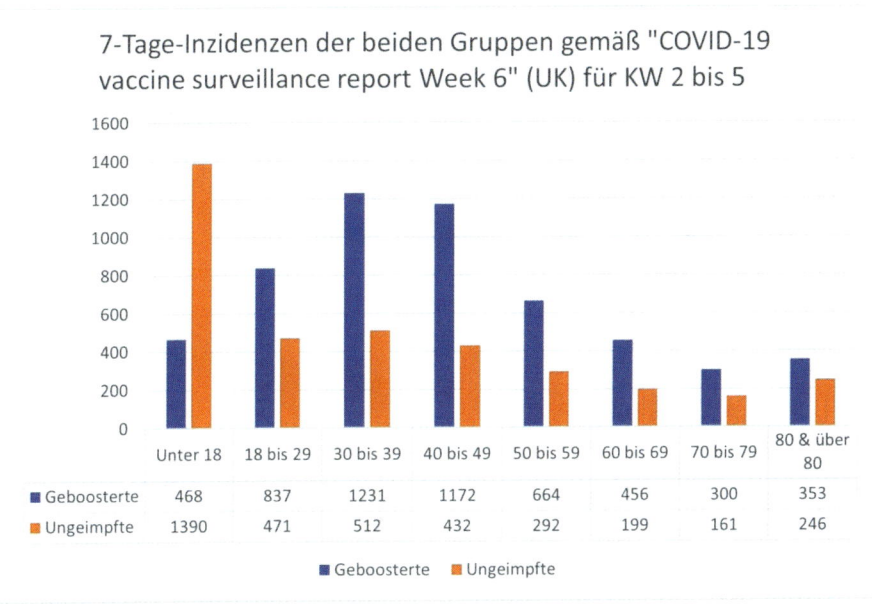

Man sieht auf einen Blick: In jeder Altersgruppe, für die aktuell eine Impfpflicht diskutiert wird, weisen die Geboosterten eine deutlich höhere Inzidenz auf als die Ungeimpften. Bei den 30- bis 69-jährigen ist diese sogar mehr als doppelt so hoch!

Entsprechend sind auch die Hospitalisierungen und Todesfälle mit Covid19 bei Geimpften höher als bei Ungeimpften, wie die Auswertungen aus Schottland zeigen.[39]

Die Wirklichkeit ist also genau andersherum, als uns von Regierungen und Medien gesagt wird: Wer sich anstecken will, sollte zum Boostern gehen, wer Covid19 vermeiden möchte, kann dies besser ungeimpft.

„Es gab nie eine Überlastung der Intensivstationen"

Die drohende Überlastung des Gesundheitssystems und der Kliniken war und ist das Argument der Politik für sämtliche Corona-Maßnahmen: von der Maskenpflicht, über geschlossene Schulen und Restaurants, Kontaktbeschränkungen und 2G-Regeln bis zu hin zur Impfpflicht. Fest steht aber: Es gab nie eine Überlastung der Intensivstationen! Das ist das Fazit des Bundesgesundheitsministeriums in einer Regierungsantwort im Febr. 2022.[40] – Nochmal: Das sagte das Bundesgesundheitsministerium.

Seit Beginn der Coronakrise befanden sich die Krankenhausbelegungen in einem dauerhaften Rekordtief. Die Graphik zeigt die Auswertung der Abrechnungsdaten der Krankenhäuser, was die beste Daten-

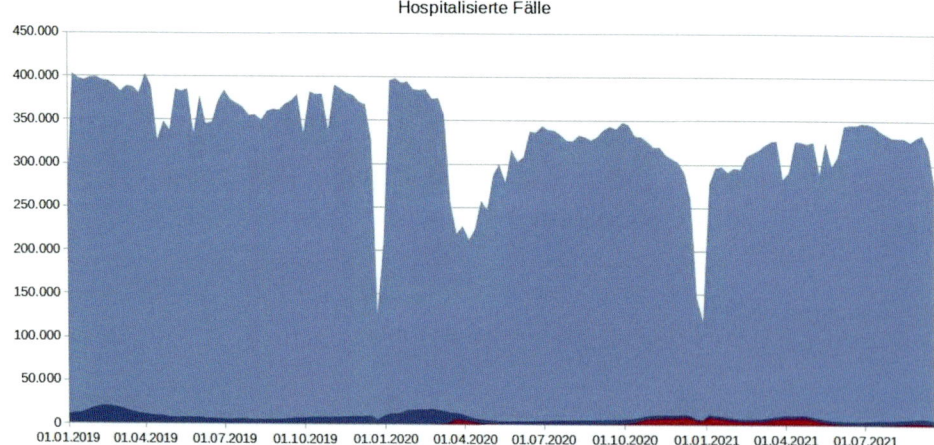

Datenquelle: Institut für das Entgeltsystem im Krankenhaus[41]

basis für Bettenbelegung ist. Der Verlauf der Anzahl der stationären Aufnahmen (blau) macht sichtbar, wie stark die Krankenhausfälle in den Jahren 2020 und 2021 im Vergleich zu 2019 zurückgegangen sind, und welchen geringen Anteil die Grippe, Lungenentzündungen und sonstige akute Infektionen der unteren Atemwege (dunkelblau) daran haben. Die Covid19-Fälle mit akuten Erkrankungen der unteren Atemwege (rot) muss man suchen.

Die Krankenhäuser hatten in der Pandemie also kein Problem mit Überbelegung. Aber aufgrund einer Unterbelegung kamen sie teilweise in finanzielle Schwierigkeiten.

Wie war die Lage in den Intensivstationen? Fast alle deutschen Krankenhäuser melden ihren Bestand an Intensivbetten an das DIVI-Intensivregister.[42] In der Graphik beginnt es links am 1. April 2020 und endet rechts am 1. Januar 2022. Man sieht, dass die Belegung der Intensivbetten weitgehend konstant war (rote Linie). Es gab immer eine ausrei-

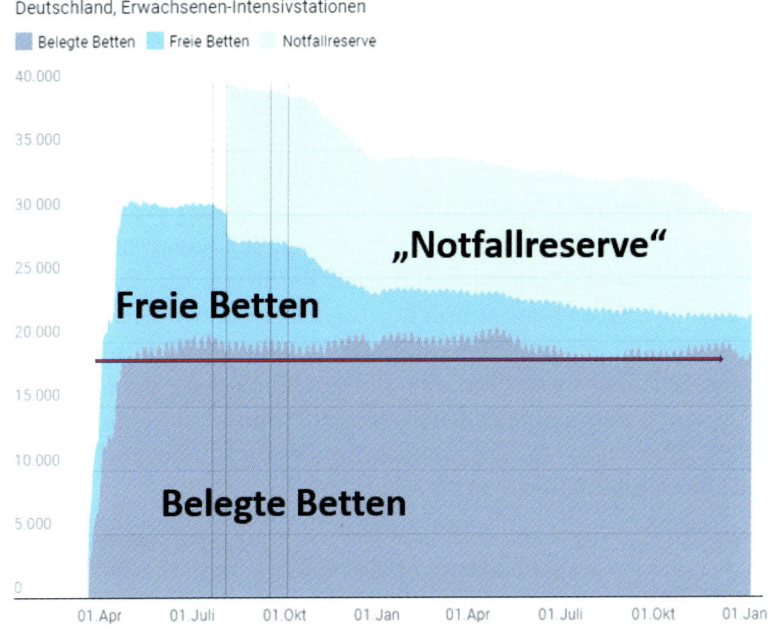

Gesamtzahl gemeldeter Intensivbetten (Betreibbare Betten und Notfallreserve)

Deutschland, Erwachsenen-Intensivstationen

Belegte Betten Freie Betten Notfallreserve

„Notfallreserve"

Freie Betten

Belegte Betten

01.Apr   01.Juli   01.Okt   01.Jan   01.Apr   01.Juli   01.Okt   01.Jan

Stand: 07.01.2022 12:23

Quelle: DIVI-Intensivregister · Daten herunterladen · Erstellt mit Datawrapper

chende Reserve von freien Betten und zusätzlich eine Notfallreserve. In keinem Moment der beiden Covid-Jahre gab es eine Überlastung. Die von den Medien und Politikern erzeugte Covid-Panik ist in der Graphik überhaupt nicht zu erkennen. Natürlich gab es – wie immer – im Winter Infektionswellen mit mehr Hospitalisierungen, diese konnten aber von den Krankenhäusern ausgeglichen werden, so dass eine gleichbleibende Belegung zu sehen ist. In einzelnen Krankenhäusern gab es manchmal Engpässe, weshalb Patienten in umliegende Krankenhäuser verlegt werden mussten – auch das ist normal und hat keinen Einfluss auf die Gesamtbelegung.

Aber auffallend ist der Abbau von Intensivbetten. Als das Register im April 2020 begann, konnte man noch über 30.000 betreibbare Intensivbetten ausweisen, im Januar 2022 waren es nur noch 22.000. Der Schwund an Intensivbetten und der Mangel an Intensivpflegern hat vor allem finanzielle Gründe, verursacht von den regierenden Politikern.

Das muss man auf sich wirken lassen: Die Regierungen sind für den Pflegenotstand, die Schließung von jährlich Dutzenden Krankenhäusern[43] und den Abbau von Krankenhausbetten verantwortlich. 8000 Intensivbetten wurden seit April 2020, mitten in der „Jahrhundertpandemie", abgebaut. Durch die berufsbedingte Impfpflicht werden viele ungeimpfte medizinische Mitarbeiter aus dem Beruf gedrängt und damit der Pflegenotstand noch weiter verschärft. – Gleichzeitig halten dieselben Politiker das Land wegen einer angeblichen Überlastung des Gesundheitssystems in einem zweijährigen Dauerstress.

Die Intensivbetten-Lüge wird von Tom Lausen und Walter van Rossum in „Die Intensivmafia. Von den Hirten der Pandemie und ihren Profiten" im Detail beschrieben.[44] Eine Kernthese des Buches ist: Es gab nie einen Grund zur Aufregung, und alle Verantwortlichen in der Politik wussten es; zumindest die, die es hätten wissen müssen, also im Gesundheitsministerium, im Innenministerium, im Kanzleramt. Daher, so die klare Folgerung der Autoren, kann es nur einen logischen Schluss geben: Der Anschein eines Engpasses im Gesundheitswesen wurde bewusst erzeugt. Warum?

Jedenfalls war die Lage auf den Intensivstationen ein sehr starker Angsttrigger in der Bevölkerung. Unter anderem mit dieser Angst wurden Lockdowns durchgesetzt und Impfdruck erzeugt.

Warum verhinderte unsere Regierung Prophylaxe und frühzeitige medizinische Behandlungen?

Ein weiterer wichtiger Angsttrigger war, dass Covid19 eine neue Krankheit sei, für die es keine Medikamente gäbe. Damit wurde ein Gefühl des Ausgeliefertseins erzeugt und als einzige Rettung die Impfung propagiert.

Die Wirklichkeit ist auch hier ganz anders. Gemäß sehr vielen internationalen Studien kann das Risiko einer schweren oder tödlichen Covid-Erkrankung durch Prophylaxe und frühzeitige Behandlung signifikant reduziert werden. Es gibt Dutzende wirkungsvolle Medikamente zur Covid19-Behandlung. Auf der Seite https://c19early.com/ sind 1.321 Studien zu 32 Medikamenten ausgewertet (Stand 20.1.22). Quercetin bewirkte durchschnittlich eine Verbesserung des Krankheitsverlaufs um 74%, Ivermectin um 66%, Melatonin um 63%, Vitamin D um 44%, Zink um 33% und Vitamin C um 11%. Die Ärztegruppe "Front Line COVID-19 Critical Care Alliance" stellt entsprechende Behandlungsprotokolle zur Verfügung: https://covid19criticalcare.com

Diese wirkungsvollen Medikamente sind aber für die Covid19-Behandlung in Deutschland fast alle verboten.[45] Warum? Warum gibt es keine Werbekampagne der Regierung für die Möglichkeiten einer Prophylaxe und frühzeitigen Behandlung bei Covid19? Warum geht es immer nur ums Impfen?

Mit gesundem Menschenverstand behandelt man Kranke sofort, anstatt sie nur in Heimquarantäne zu verbannen und zu warten, bis sie möglicherweise ins Krankenhaus müssen.

Gegen diese Medikamente findet ein regelrechter Informationskrieg statt. Obwohl Ivermectin schon unzählige Menschenleben gerettet hat und viele Länder darauf schwören, wird diese Erkenntnis von den Behörden und Politikern in Europa ignoriert. Der Journalist Ralf Hutter beschreibt in zwei Reportagen, wie Ivermectin systematisch ausgebremst wurde.[46] Es ist ein bewährtes Malariamittel, das milliardenfach angewendet wurde, mit sehr geringen Nebenwirkungen.

Das Problem an Invermectin ist erstens, dass damit Impfungen in der öffentlichen Wahrnehmung überflüssiger würden und zweitens, dass

c19early.com:
1.321 Studien zu 32 Medikamenten zur Covid19-Behandlung

Improvement = Verbesserung des Krankheitsverlaufes

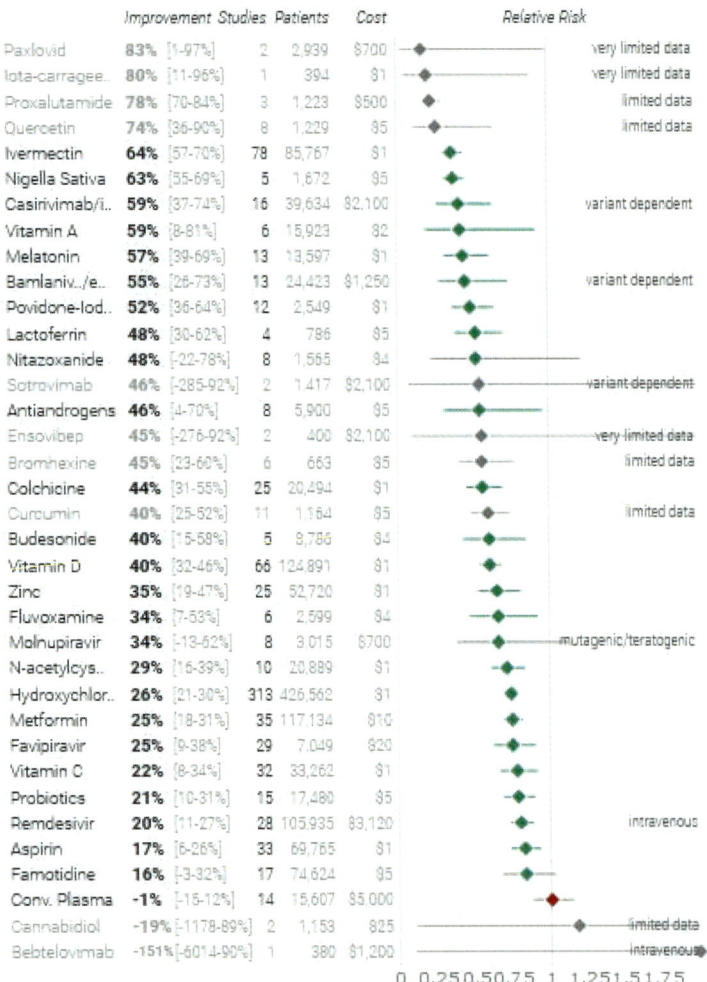

All studies combined (pooled effects, all stages)   c19early.com Feb 18, 2022

	Improvement	Studies	Patients	Cost	Relative Risk
Paxlovid	83% [1-97%]	2	2,939	$700	very limited data
Iota-carragee..	80% [11-96%]	1	394	$1	very limited data
Proxalutamide	78% [70-84%]	3	1,223	$500	limited data
Quercetin	74% [36-90%]	8	1,229	$5	limited data
Ivermectin	64% [57-70%]	78	85,767	$1	
Nigella Sativa	63% [55-69%]	5	1,672	$5	
Casirivimab/i..	59% [37-74%]	16	39,634	$2,100	variant dependent
Vitamin A	59% [8-81%]	6	15,923	$2	
Melatonin	57% [39-69%]	13	13,597	$1	
Bamlaniv../e..	55% [26-73%]	13	24,423	$1,250	variant dependent
Povidone-Iod..	52% [36-64%]	12	2,549	$1	
Lactoferrin	48% [30-62%]	4	786	$5	
Nitazoxanide	48% [-22-78%]	8	1,565	$4	
Sotrovimab	46% [-285-92%]	2	1,417	$2,100	variant dependent
Antiandrogens	46% [4-70%]	8	5,900	$5	
Ensovibep	45% [-276-92%]	2	400	$2,100	very limited data
Bromhexine	45% [23-60%]	6	663	$5	limited data
Colchicine	44% [31-55%]	25	20,494	$1	
Curcumin	40% [25-52%]	11	1,164	$5	limited data
Budesonide	40% [15-58%]	5	9,786	$4	
Vitamin D	40% [32-46%]	66	124,891	$1	
Zinc	35% [19-47%]	25	52,720	$1	
Fluvoxamine	34% [7-53%]	6	2,599	$4	
Molnupiravir	34% [-13-62%]	8	3,015	$700	mutagenic/teratogenic
N-acetylcys..	29% [16-39%]	10	20,889	$1	
Hydroxychlor..	26% [21-30%]	313	426,562	$1	
Metformin	25% [18-31%]	35	117,134	$10	
Favipiravir	25% [9-38%]	29	7,049	$20	
Vitamin C	22% [8-34%]	32	33,262	$1	
Probiotics	21% [10-31%]	15	17,480	$5	
Remdesivir	20% [11-27%]	28	105,935	$3,120	intravenous
Aspirin	17% [6-26%]	33	69,765	$1	
Famotidine	16% [-3-32%]	17	74,624	$5	
Conv. Plasma	-1% [-15-12%]	14	15,607	$5,000	
Cannabidiol	-19% [-1178-89%]	2	1,153	$25	limited data
Bebtelovimab	-151% [-6014-90%]	1	380	$1,200	intravenous

0 0.25 0.5 0.75 1 1.25 1.5 1.75
Favors treatment   Favors control

Random effects meta-analysis of all studies combined (pooled effects, all stages). Treatments with ≤3 studies with distinct authors or with <50 control events are shown in grey. Pooled results across all stages and outcomes depend on the distribution of stages and outcomes tested - for example late stage treatment may be less effective and if the majority of studies are late stage this may obscure the efficacy of early treatment. Please see the specific stage and outcome analyses. Protocols typically combine multiple treatments which may be complementary and synergistic, and the SOC in studies often includes other treatments.

das Patent abgelaufen und die Produktion sehr billig ist. Niemand kann daran verdienen.

Die Verhinderung von Invermectin und anderer Medikamente gleicht der Straftat einer „unterlassenen Hilfeleistung". Ein riesengroßer Gesundheitsskandal!

Ich möchte das anhand einer Studie aus Brasilien deutlicher machen, die in der Auswertung von c19early.com noch nicht enthalten ist. Es ist eine äußerst umfangreiche Studie:[47] 159.561 Einwohner von Itají wurden in die Studie einbezogen. 71 Prozent, also 113.845 wurden mit Ivermectin behandelt, 45.716 Personen nicht. So hat die Studie eine enorm hohe Signifikanz. Die Ergebnisse:

- Die Covid19-Infektionsrate war bei der Anwendung von Ivermectin um 39% niedriger als bei Nicht-Anwendung.

- Die Hospitalisierungsrate war bei Ivermectin-Anwendern um 67% geringer als bei Nicht-Anwendern.

- Überwältigend ist die Reduktion der Sterblichkeitsrate. Bei regelmäßiger prophylaktischer Anwendung reduzierte sich das Sterberisiko im Vergleich zu Personen ohne Ivermectin um ganze 90%. Nochmal: 90%! Schon eine sporadische Anwendung reichte, um die Sterblichkeitsrate um 37% zu reduzieren.

Angesichts solcher Studienergebnisse ist unsere staatliche Gesundheitspolitik verantwortungslos: Zehntausende Menschenleben hätten gerettet und Krankheitsverläufe gemildert werden können.

Es ist völlig unverständlich, warum nicht alle Pflege- und Altersheime angewiesen wurden, eine kontinuierliche Prophylaxe anzubieten. Es ist unverständlich, warum nur Masken verteilt und Tests angeboten wurden, aber keine kostenlose Prophylaxe-Päckchen?

Den Regierungen, Behörden, Politikern und Journalisten war die Existenz dieser wirksamen Medikamente bekannt. Sie wurden sehr oft darauf hingewiesen. Es interessierte sie nicht. Sie redeten sie sogar schlecht.

In anderen Ländern interessiert man sich mehr für die Gesundheit der Bevölkerung. In El Salvador (Mittelamerika) verteilt das Gesundheitsministerium an jede Bürgerin und jeden Bürger bei Bedarf kostenlos ein "Anti-COVID-19-Kit". Sie enthalten sind Vitamine, Zink, Ivermectin und weitere Medikamente.[48]

Das „Ministerio de Salud de El Salvador" schreibt stolz auf seiner Facebookseite: „Die Auslieferung von Medikamentenkits an bestätigte oder verdächtige Covid-Patienten ist eine der Strategien, die uns als eines der Länder mit dem besten Umgang mit der Pandemie positioniert hat. Dadurch verhindern wir ernsthafte Formen der Krankheit und retten Leben."[49]

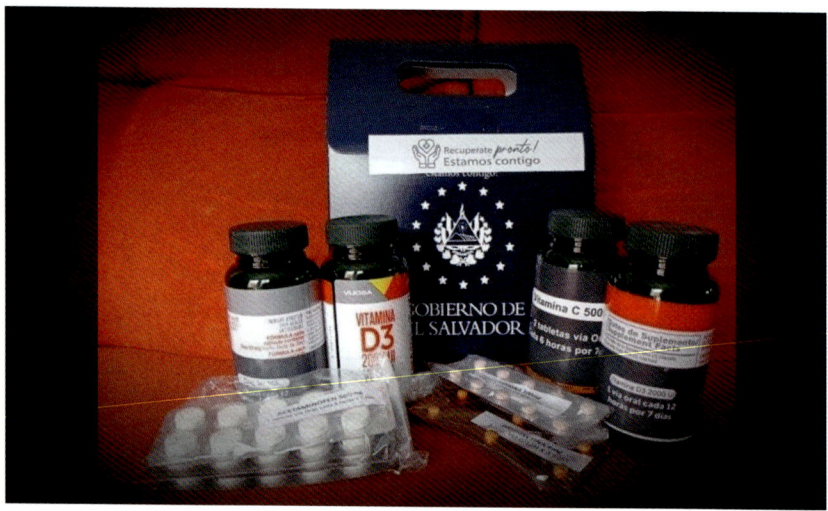

Man stelle sich einmal vor, nach einer Infektion bekommt man nicht nur Quarantäne-Bescheide und Kontrollanrufe, sondern man bekäme mit einem netten Brief ein unterstützendes Päckchen mit Medikamenten?

Neben den genannten Medikamenten gibt es auch aus der ganzheitlichen Medizin wirkungsvolle Möglichkeiten der Covid19-Behandlung. Ich habe einige hier zusammengestellt: https://kurzelinks.de/40r0

Biologen schätzen, dass derzeit 380 Billionen Viren auf und im menschlichen Körper sind – zehnmal mehr als Bakterien. Ist es sinnvoll, sich vor einem einzelnen Virus schützen zu wollen? „Kooperation mit" ist seit jeher die erfolgreichere und menschlichere Variante des Umganges mit Fremdem und Vertrautem in Mitwelt und Natur, als Kriege dagegen zu führen, bei denen naturgemäß immer auch die „Siegenden" zu Verlierenden werden. Die Stärkung des individuellen Immunsystems und frühzeitige Begleitung Erkrankter durch Hausarztmedizin ist deshalb ein sinnvollerer und ganzheitlicherer Ansatz.

Durch Prophylaxe und eine frühzeitige Behandlung hätten unzählige Krankheitsverläufe gemildert und unzählige Menschen gerettet werden können. Das war aber von den Regierungen offensichtlich nicht gewollt, es ging immer nur um die Durchsetzung einer Massenimpfung mit unerprobten genbasierten Impfstoffen.

Gurgeln anstatt Lockdowns und Impfpflicht

Der als „Hygienepapst" in den Medien bekannte Prof. Klaus-Dieter Zastrow kann auf eine lange Berufslaufbahn in verantwortlichen Positionen im staatlichen Gesundheitssystem zurückblicken. Von 1987 bis 1995 war er Direktor am Bundesgesundheitsamt/Robert Koch-Institut und Leiter des Fachgebiets „Übertragbare Krankheiten, Impfwesen und Krankenhaushygiene". Für neun Jahre war er Vorsitzender der „Kommission für Krankenhaushygiene und Infektionsprävention (KRINKO)" und Geschäftsführer der „ständigen Impfkommission des Bundesgesundheitsamtes (STIKO)".

Obwohl er höchsten Rang und Namen hat, lief auch er auf. Er schlug Gurgeln mit desinfizierendem Mundwasser zur wirkungsvollen Prophylaxe gegen Covid19 vor. Damit hätte man die Lage leicht entspannen können. Er führte Gespräche mit Regierungsmitgliedern und ging an die Presse. Nichts passierte. Die Lösung ist zu einfach und zu billig. Schließlich schaltete er in diversen Zeitungen am 25.06.2021 eine Anzeige mit einem „Öffentlicher Aufruf an die Bundeskanzlerin Frau Dr. Angela Merkel".[50]

Darin fordert Prof. Klaus-Dieter Zastrow die Bundeskanzlerin auf „ihre Bürgerinnen und Bürger jetzt endlich über eine der einfachsten, wirksamsten, kostengünstigsten und seit Jahrzehnten in der Medizin erfolgreich eingesetzten Maßnahmen der Virus-Bekämpfung zu informieren. Nämlich die hocheffektive Desinfektion des Ortes, an dem das Virus in unseren Körper eindringt, den Mund-Rachen-Raum, mit einem viruziden, also Viren abtötenden Mund-Antiseptikum. Geeignet sind z.B. PVP-Jod-Präparate (z.B. Betaisodona® Mundantiseptikum, Braunol®). Der Wirkstoff Povidon-Jod wirkt virusinaktivierend gegen alle behüllten Viren, auch gegen die Delta-Variante und alle anderen zukünftigen Corona-Mutanten! Resistenzen gibt es nicht! Auch Octenidin (Octenident®) ist möglich. Dequaliniumchlorid (Dequonal®) wirkt auch, ist aber weniger gut verträglich. Die Bürger kaufen sich das Mittel selbst (und der Staat wird nicht belastet!).

Diese Schleimhautdesinfektionsmittel haben sich seit Jahrzehnten als hocheffektiv im Mund-Rachen-Raum erwiesen. Nur so wird die Weiterverbreitung des Virus verhindert. Wer dies bestreitet, an dem ist das Basiswissen der Infektionsbekämpfung und Hygiene völlig spurlos vorbeigezogen. Zuzulassen, dass das Virus den Mund-Rachen-Raum durch Husten und Niesen verlässt und Millionen Menschen ansteckt, ist absolut unverantwortlich und kommt einem Attentat auf die Gesundheit unserer Bürger gleich! 30 Sekunden Gurgeln und Mundspülen mit 1-2ml Betaisodona plus 1-2ml Wasser, jeden dritten Tag abends nach dem Zähneputzen. Da es sich um eine äußerst geringe Menge handelt und PVP-Jod kaum resorbiert werden kann, gibt es keine Nebenwirkungen."

„Die Desinfektion der Mundhöhle wurde Ihnen mehrfach vorgestellt:

1. Am 15. April 2020 in der Coburger Neuen Presse (Regiomed gurgelt)
2. Es folgten zahlreiche Zeitungsartikel (BILD)
3. 4 „Vorträge" à ca. 5 Minuten in der Sendung von Frau Illner am 17. September 2020 (mit Finanzminister Olaf Scholz und Ministerpräsident Markus Söder)
4. Am 14. November 2020 habe ich Sie per Einschreiben (Kopie auch an Laschet und Söder) auf die Methode auf-

merksam gemacht und empfohlen die Methode öffentlich
zu empfehlen
5. Ihre Abteilungsleiterin Frau Dr. Miehe-Nordmeier hat
sich von mir informieren lassen, leider ohne Resonanz

Und da dies trotz meines Einschreibens vom 14.11.2020
an Sie und die Ministerpräsidenten Laschet und Söder,
noch immer nicht geschieht, rufe ich Sie heute öffentlich
auf, mit der Mund-Rachen-Desinfektion, als Ergänzung
zu den Impfungen, die Rückkehr zu einem Leben ohne
große Zahl von Neuerkrankungen, Todesfällen, weite-
ren Lockdowns und vielen Corona Einschränkungen zu
unterstützen!

Im April-Juni 2020 habe ich in 5 Krankenhäusern (1500
Betten) und 12 Pflegeeinrichtungen (1200 Bewohner) die
Desinfektion der Mundhöhle eingeführt. Der Erfolg war,
dass in diesen Einrichtungen kaum noch Covid-19-Er-
krankungen auftraten.

Empfehlen Sie den Bürgern endlich die Desinfektion von
Mundhöhle und Rachen. Diese Maßnahme zerstört alle
Corona-Viren und Mutanten, auch die Delta-Variante.
Die Viren, die nach der Übertragung in Mund und Rachen
frei beweglich sind, verursachen die Übertragung der
Krankheit aber befinden sich noch nicht in der Zelle! Bis
dahin sind die Viren auf der Schleimhaut durch das Des-
infektionsmittel gut erreichbar, wäre dies nicht so, dann
könnte man auch keine Abstriche für die PCR und den
Schnelltest machen! Dort verbleiben sie zunächst, um sich
zu vermehren. Wenn sie eine bestimmte Menge, also nach
ca. 5-6 Tagen erreicht haben, verlagern sie sich schlag-
artig in die Lunge und es treten die ersten Symptome
auf. Wer mit Schleimhautdesinfektionsmittel gespült
und gegurgelt hat, inaktiviert die Viren, ist nicht mehr
ansteckungsfähig und wird, wenn überhaupt, nur mild
erkranken! Damit wird jede Infektionskette unterbro-
chen! Die prophylaktische Mundspülung an jedem drit-
ten Tag reduziert die vorhandenen Viren immer wieder

auf nahezu null. Damit ist die Ansteckung anderer Menschen nicht mehr möglich. (...) Ein erneuter Lockdown ist gänzlich überflüssig! Klinische Tests sind ebenfalls völlig überflüssig, denn die Zulassungskriterien als Schleimhautdesinfektionsmittel (keine Mundwässer!) sind schon vor einigen Jahrzehnten (Octenidin 30 Jahre/Povidon-Iod 40 Jahre) erfolgt. Die Politik ignoriert diese Methode seit nunmehr einem Jahr und hat damit tausende von Covid-Erkrankungen begünstigt. Von den AHA-Regeln wirkt nicht eine einzige viruzid!

Mit hoffnungsvollen Grüßen, dass Sie nun endlich die richtige Methode übernehmen und unseren Bürgern sowie den Menschen in den ärmeren Teilen unserer Welt empfehlen!"

Die Hoffnung von Prof. Klaus-Dieter Zastrow war vergeblich, es ist nichts passiert. Es zeigt sich das Muster: Prof. Zastrow denkt nicht eingleisig, er empfiehlt Impfungen, sucht aber auch nach anderen Lösungen. Doch die Regierung wollte keine anderen Lösungen und keine Prophylaxe, sondern Lockdowns. Diese machen die Krankheit existentiell für alle spürbar und erzeugen den Impfdruck, der dann bis zur Impfpflicht weitergetrieben werden kann.

Nur bei den Zahnärzten hat sich das Gurgeln herumgesprochen. Oftmals interessieren sich diese nicht für den Impfstatus, sondern lassen jeden Patienten einige Minuten mit desinfizierendem Mundwasser gurgeln, um dann unbesorgt in seinen Rachen zu schauen.

Lockdowns und Kontaktverbote sind wirkungslos, erzeugen aber immense Schäden

Im Januar 2022 veröffentlichte das „Johns-Hopkins-Institute for Applied Economics" eine Metastudie[51] in der überprüft wurde, ob es empirische Belege für die Annahme gibt, dass Lockdowns und Ausgangssperren die Covid19-Sterbezahlen verringern. Das Ergebnis ist, dass die Lockdowns in Europa und den Vereinigten Staaten keinen Einfluss auf die Covid-Sterblichkeit hatten.

„Diese Meta-Analyse kommt zu dem Schluss, dass Abrie-
gelungsmaßnahmen nur geringe oder gar keine Auswir-
kungen auf die öffentliche Gesundheit haben, aber dort,
wo sie eingeführt wurden, enorme wirtschaftliche und
soziale Kosten verursacht haben. Folglich sind Abriege-
lungsmaßnahmen unbegründet und sollten als pande-
miepolitisches Instrument abgelehnt werden.“

Dass Lockdowns gegen die Erkrankung nicht helfen, ist nichts Neues und war schon im Frühjahr 2020 klar. Es gibt viele Studien, die zeigen, dass die harten Maßnahmen nichts brachten – außer dem Gefühl, wirklich etwas getan zu haben, weil es so weh tat. Wer hier weiter einsteigen will, findet in den Anmerkungen die Quellen zu einigen hundert Studien.[52]

Neu war aber, dass diese Meta-Studie von der Johns-Hopkins-Universität kam. Diese Universität hatte viel dazu beigetragen, die weltweite Covid-Panikstimmung zu erzeugen. Deshalb erregte diese Studie nun öffentliches Aufsehen.

Die Lockdowns waren immer von einer bewußt geschürten Panikstimmung in der Bevölkerung begleitet, sonst hätten sie nicht durchgesetzt werden können. Tatsächlich hat aber zu keinem Zeitpunkt eine über das Normalmaß hinausgehende Gefahr für die Bevölkerung bestanden (Vergleichsgröße ist das übliche Sterbegeschehen in Deutschland). Das Durchschnittsalter der mit Coronavirus Verstorbenen liegt in Deutschland bei 84 Jahren, also zwei Jahre über der normalen Lebenserwartung von 82 Jahren. Das Coronavirus erhöht also nicht die durchschnittliche Sterblichkeit, es ist nicht gefährlicher als alle anderen Krankheitsmöglichkeiten. Es sterben mit Covid19 im Wesentlichen die Menschen, die statistisch jedes Jahr sterben, weil sie am Ende ihres Lebens angekommen sind und ihr geschwächter Körper sich den Alltagsbelastungen, darunter Hunderte im Umlauf befindliche Virenarten, nicht mehr erwehren kann.

Die Schäden der Lockdowns, Schulschließungen, Ausgangssperren und des Maskenzwangs sind schwerwiegend und sehr umfassend. Lockdowns töten Menschen, bei uns, vor allem auch in der Dritten Welt. Laut UN wurden durch die Lockdowns mehr als 250 Millionen Menschen an den Rand des Hungertodes gebracht. Lockdowns machen seelisch krank. Es gibt eine deutliche Zunahme an Depressionen, Angststörungen, Existenzangst, Stress, Alkoholkonsum, häuslicher Gewalt und Selbstmorden. Besonders belastet sind seelisch instabile Menschen, die ihre unterstützenden Strukturen verloren haben. Lockdowns schädigen unsere Kinder. In einer Angstatmosphäre aufzuwachsen zerstört Seelen. Kinder aus sozial schlechten Verhältnissen hat es besonders getroffen. Die Wirtschaft hat schwer gelitten, viele Unternehmen gaben auf. Ob sich die Innenstädte wieder erholen, ist unsicher. Die Staatsverschuldung ist um unvorstellbare Summen gewachsen, eine Bürde für die Zukunft.

Hätten unsere Regierungen doch besser auf die Stimmen aus der Wissenschaft gehört! Die Great Barrington Declaration[53] sprach sich im Herbst 2020 klar gegen Lockdowns und für den gezielten Schutz von vulnerablen Personen aus und warnte vor den Schäden restriktiver Coronamaßnahmen. Diese Erklärung wurde von 15.790 Wissenschaftlern aus den Bereichen Medizin und öffentlicher Gesundheit, 46.732 Medizinern und 863.356 besorgte Bürgerinnen und Bürgern (Stand 18.2.22) unterzeichnet. Doch diese Wissenschaftler wurden ignoriert und ausgegrenzt.

Prof. Jay Bhattacharya, einer der Initiatoren der Great Barrington Declaration, bringt es auf den Punkt:

> *„1915 verlor die Chemie ihre Unschuld, als Senfgas die britischen Truppen in Ypern, Belgien, vergiftete. Die Physik verlor ihre Unschuld 1945 in den radioaktiven Trümmern von Hiroshima, Japan. Die öffentliche Gesundheit verlor ihre Unschuld im März 2020, als die Welt die Lockdowns als wichtigstes Instrument zur Bekämpfung der COVID-19-Pandemie einführte."*

Zur Aufarbeitung dieser großen Schuld initiierte er auch das Projekt Collateral Global[54], das wissenschaftliche Erkenntnisse über die Folgen von Lockdowns für die Menschheit sammelt und auswertet.

Damit die Nutzlosigkeit von Lockdowns an einem Beispiel direkt sichtbar wird eine Graphik:

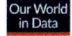

Daily new confirmed COVID-19 deaths per million people

7-day rolling average. Due to limited testing and challenges in the attribution of the cause of death, confirmed deaths can be lower than the true number of deaths.

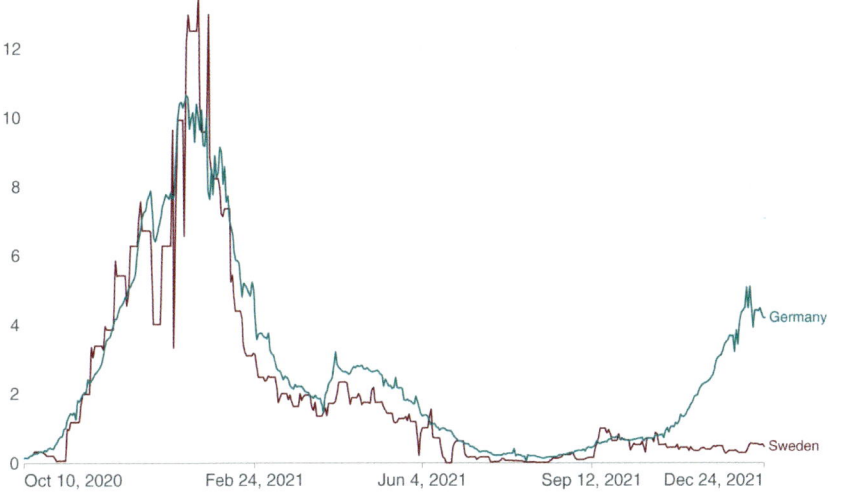

Source: Johns Hopkins University CSSE COVID-19 Data

CC BY

Hier sieht man die registrierten Covid19-Toten pro Million Menschen von Deutschland (grüne Linie) und von Schweden (violette Linie). Links beginnt es mit dem 10. Okt. 2020, rechts endet es mit dem 24. Dez. 2021. Beide Linien sind nahezu identisch. Zu sehen ist ein saisonaler Winterinfektionsanstieg und -abstieg. Im November 2021 trennen sich die Linien, in Deutschland gibt es wieder mehr Todesfälle, in Schweden nicht. Das dürfte daran liegen, dass sich durch den schwedischen Weg eine grössere Herdenimmunität entwickelt hat als in Deutschland.

In Deutschland gab es Lockdowns, Kontaktverbote, Geschäfts- und Schulschließungen, Reisebeschränkungen und Maskenpflicht. Das alles gab es in Schweden nicht, es gab dort aber viele freiwillige Maßnahmen. Man sieht, das Infektionsgeschehen interessiert sich gar nicht für Lockdowns.

Es gibt also keinen realen Zusammenhang zwischen Lockdowns und Infektionsverlauf. Ein Zusammenhang ist von den Regierungen konstruiert. Die Lockdowns erzeugten aber starken Impfdruck.

Verbrechen an den Kindern

Noch ein Blick auf die Maskenpflicht. Die englische Regierung hat eine Studie erstellen lassen, die im Januar 2022 veröffentlich wurde. Es wurden 126 Schulen mit Maskenpflicht verglichen mit anderen ohne Maskenpflicht. Es handelt sich also nicht um Modellierungen oder um eine Laborstudie, sondern um eine Erfassung der Lebensrealität. Das Ergebnis: Es gab keinen Unterschied bei der Infektionsrate, aber etwa 90% der Lehrer und Schüler gaben an, dass Masken die Kommunikation erschwerten. Die Maskenpflicht war also eine sinnlose Kinderquälerei. Das ist kein neues Ergebnis, aber meines Wissens ist es die erste Studie einer Regierung. Mit gesundem Menschenverstand – und in einem Rechtsstaat, in dem das Prinzip der Verhältnismäßigkeit staatlichen Handelns gilt – würde man solche Studien machen, **bevor** eine Maßnahme allgemein verpflichtend eingeführt wird.

Es gibt eine Untersuchung von 25.930 Kindern, die im Durchschnitt 4,5 Stunden täglich eine Maske tragen mußten. 68% der Eltern gaben Beinträchtigungen nach dem Tagen der Maske an: Dazu gehören: Gereiztheit (60%), Kopfschmerzen (53%), Konzentrationsschwierigkeiten (50%), weniger Freude (49%), Unlust, zur Schule/Kindergarten zu gehen (44%), Unwohlsein (42%), beeinträchtigtes Lernen (38%) und Schläfrigkeit oder Müdigkeit (37%).[55]

Die sinnlose Maskenpflicht war ein Vergehen an den Kindern. Erschreckend ist die Empathielosigkeit und Verbohrtheit, mit der die Maskenpflicht an vielen Schulen durchgesetzt wurde. Lehrerinnen und Lehrer, die sich aus Verantwortung für die Kinder weigerten, das Maskentragen zu verlangen, wurden gefeuert.

Massenimpfung immunisierte die Viren, nicht die Bevölkerung

Die Regierungen hatten versprochen, dass die staatlichen Zwangsmaßnahmen und die Pandemie enden würden, wenn alle Bürgerinnen und Bürger ein „Impf-Angebot" bekommen hätten. Das war ein Betrug, die Zwangsmaßnahmen gingen immer weiter.

Was ist der Hintergrund davon? Vor Corona gehörte zum kleinen Einmaleins der Epidemiologie, dass man nie in eine laufende Epidemie hinein impfen soll. Dieser Leitsatz entstand aus jahrzehntelanger Beobachtung der Naturgeschehnisse. Das interessierte unsere Regierungen aber nicht, sie machten genau diesen Fehler.

So kam es, wie es kommen mußte – entsprechend der Naturgesetze. Die Massenimpfung hat die Epidemie nicht beendet, sondern hat sie nur verlängert. Infolge der Massenimpfung setzten sich resistente Mutationen durch (z.B. Delta und Omikron), und so kam es immer wieder zu neuen Infektionswellen. Das sieht man im Vergleich zu Ländern mit einer geringen Impfquote, zum Beispiel Indien, wo es keine neuen größeren Wellen mehr gab.

„Wir haben mit der aktuellen Impfstrategie eine gemähte Wiese für die Etablierung von Mutationen geschaffen, die dem Impfprinzip entkommen," fasst es der Pharma-Forscher Dr. Stefan Tasler zusammen.[56] Er hatte versucht, der Regierung nahezubringen, dass Massenimpfungen mit mRNA-Impfstoffen nur zu resistenten Mutationen führen werden – vergeblich.[57] Nach Tasler hätte die Impfung auf vulnerable Menschen beschränkt werden sollen, so dass sich bei den anderen eine breitere natürliche Immunität aufbaut, die auch mit Mutationen fertig wird. Auch der belgische Virologe Geert Vanden Bossche warnte immer wieder davor, dass Massenimpfungen in eine laufende Pandemie hinein nur zu infektiöseren Mutationen führen werden.[58]

Das heißt: Unsere Regierungen haben mit dem unsäglichen Impfdruck nur die Viren immunisiert, aber nicht die Bevölkerung.

Argumentationen gegen berufsbezogene Impfpflicht

Die in diesem Kapitel dargelegte Sinnlosigkeit der Impfpflicht trifft auch für die am 10.12.2021 vom Bundestag beschlossene Impfpflicht für medizinische und pflegende Berufe zu. Warum das Gesetz überhaupt notwendig sein soll, versuchte der Bundestag gar nicht erst nachzuweisen. Es ist nicht bekannt, dass es bei medizinischen und pflegenden Einrichtungen eine besondere Häufung von Infektionen gibt.

Verschiedene Organisationen haben ergänzende, ausführlichere Argumentationspapiere erstellt, auf diese ich gerne verweise:

– Netzwerk Kritische Richter und Staatsanwälte: https://kurzelinks.de/69ou
– Sieben Argumente von 58 Professoren: https://7argumente.de/
– Ärztinnen und Ärzten für individuelle Impfentscheidung: https://kurzelinks.de/9jdy
– Initiative freiwillige Impfentscheidung: https://kurzelinks.de/8agf
– Nachdenkseiten: https://kurzelinks.de/eypa

Fazit

Wir haben gesehen: Auf Grund der insgesamt falsch dargestellten Gefährlichkeit von Covid19, der Anwendungen nicht valider Messmethoden und der falschen Interpretation der Ergebnisse, der falsch dargestellten Situation auf den Intensivstationen und dem Unterdrücken der Medikamente für Prophylaxe und frühzeitiger Behandlung wurde der Bevölkerung ein massives Bedrohungsszenarium suggeriert. Die Lockdowns hatten keinen Einfluß auf den Infektionsverlauf, erzeugten aber großen Impfdruck. Ob dies alles aus einem Unwissen oder aus verdeckten Absichten heraus erfolgte, soll hier nicht beurteilt werden.

Aus dieser inszenierten Bedrohung gibt es seitens der darstellenden Institutionen und Medien nur die Lösung der Impfung, und zwar regelmäßig, solange das Virus vorhanden ist, mutiert und als „Infektionen" nachzuweisen ist. Es gibt aus dieser Situation keinen Ausweg, solange die PCR-Methode als probates Mittel zum Nachweis von Infektionen angesehen wird. Viren sind überall und können getestet werden und es wird immer Virusmutationen geben.

Diese gebündelten Falschinformationen und die nur Impfdruck erzeugenden Lockdowns sind für sich betrachtet sinnlos. Sie ergeben aber einen Sinn, wenn das eigentliche Ziel ist, die ganze Bevölkerung so oft wie möglich zu impfen.

Mit diesem angenommenen Ziel müssen Ungeimpfte in ihrer Anzahl weitgehend reduziert werden, Impfgegner müssen in ihrem „Querdenken" diffamiert und als eigentlich Schuldige der Situation deklariert werden, damit immer härtere Maßnahmen gerechtfertigt erscheinen.

Anregungen für die Selbstbesinnung

Dieses Kapitel versuchte Klarheit in die Impfpflicht-Diskussion zu bringen und Verwirrungsgeister zu vertreiben. Ist es nachvollziehbar?

Die Ergebnisse, die alle ausführlich belegt sind, stehen diametral entgegen der täglichen Impfwerbung in den Massenmedien. Wie fühlt sich dieses Spannungsfeld an?

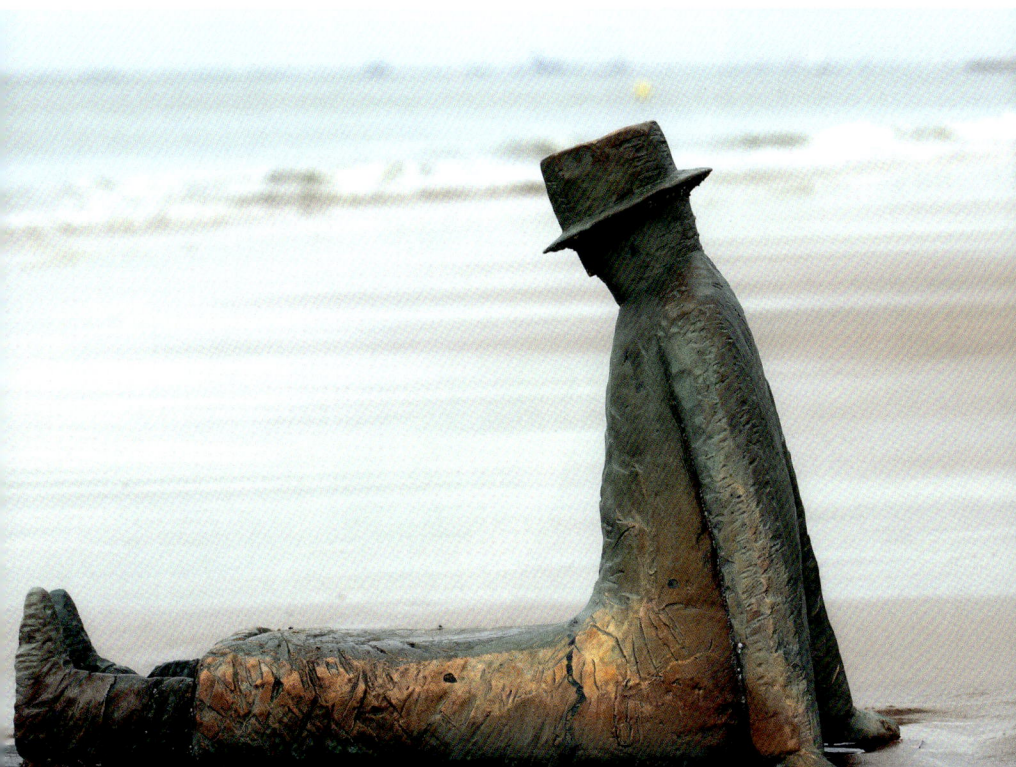

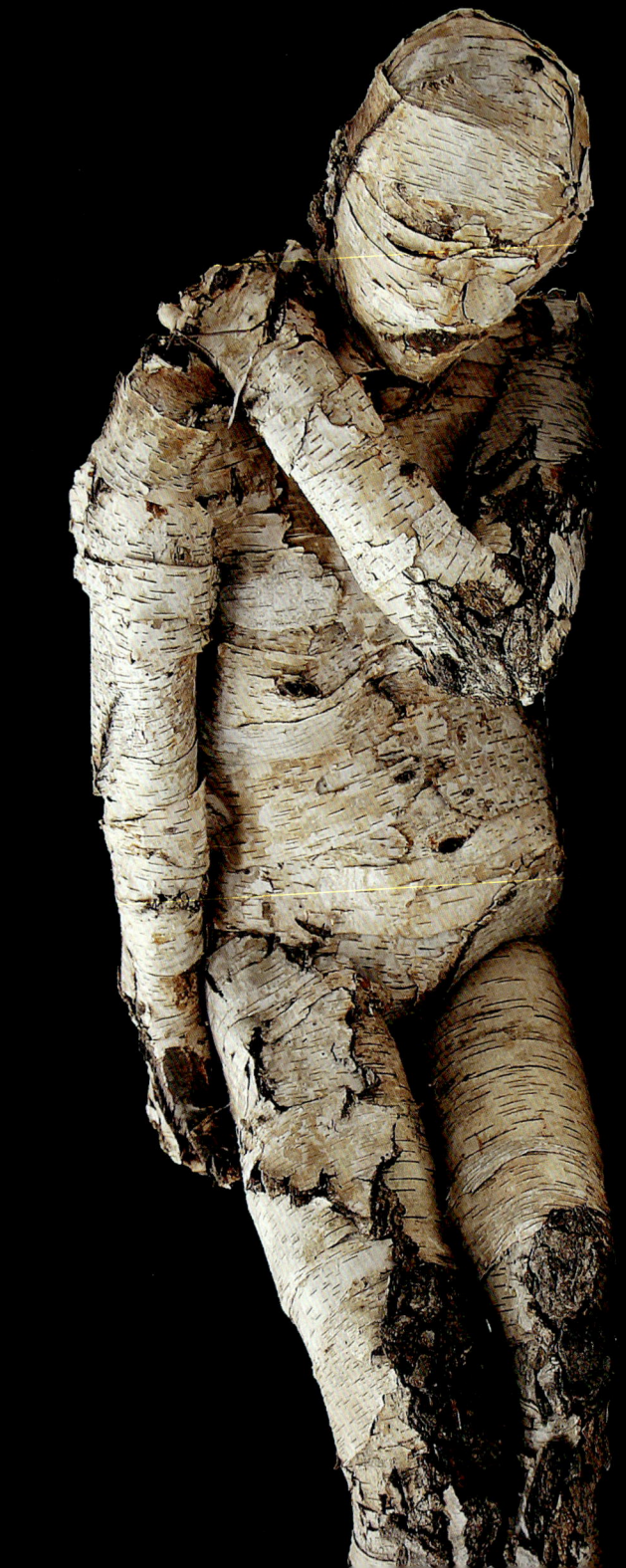

Umfangreiche körperliche Impfschäden

In diesem Kapitel wird es viel um Zahlen gehen, um zehntausende Impftote und Millionen Impfgeschädigte. In Wirklichkeit sind diese Zahlen konkrete Menschen und Einzelschicksale. Diese sind oft tragisch. Von einem Tag auf den anderen ist nichts mehr wie es war.

Der österreichische Privatsender Servus.tv hat zwei ergreifende Reportagen gedreht, in denen zum ersten Mal Impfopfer zu Wort kommen. Diese beiden Filme sind sehr zu empfehlen. Sie zeigen die menschliche Wirklichkeit, greifbar und fühlbar. Jeder, der sich impfen lassen will, sollte diese Filme ansehen, um eine realistische Entscheidungsgrundlage zu haben.

Im Stich gelassen – die Covid-Impfopfer

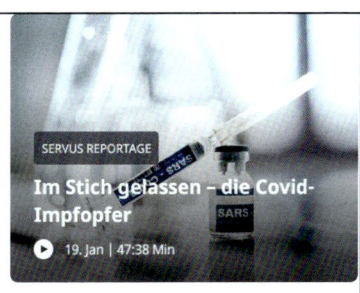

Es gibt Opfer der Corona-Pandemie, die nicht gezeigt werden, über die niemand spricht, ja die es eigentlich gar nicht gibt oder nicht geben darf: Die Opfer der Covid-Impfungen. Nun sollen genau diese Impfungen gesetzlich verpflichtend sein, diese Entscheidung spaltet die Gesellschaft noch mehr. Die Servus Reportage zeigt Impfgeschädigte und spricht mit Experten. 19. Jan. 2021, 47:38 Min.: https://kurzelinks.de/hofp

Covid-Impfopfer – Geschädigte, die es nicht geben darf

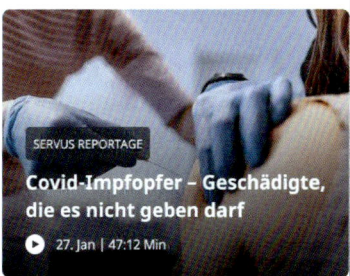

Der zweite Teil der Servus Reportage portraitiert weitere Impfgeschädigte und ihre Angehörigen, die von ihrer Leidensgeschichte berichten und ihre Erfahrungen nach der Covid-Impfung schildern. 27. Jan. 2021, 47:12 Min.: https://kurzelinks.de/dyen

„Seit meiner Impfung ist nichts mehr, wie es war"

Rolf Merk ist Volljurist und Vorsitzender des Stadtrechtsausschusses der Stadt Mainz. In einem Beitrag für die Berliner Zeitung schreibt er am 24.1.22 über das Tabu Impfschaden.[59]

> *„Wir werden jeden Tag mehr. Im öffentlichen Diskurs kommen wir dennoch nicht vor. Wir erhalten keine Aufmerksamkeit und keine Stimme. Wir werden totgeschwiegen. Wir sind die Menschen, bei denen der „Piks" eben nicht nur ein „Piks" war. Wir sind die Menschen, bei denen die Corona-Impfung massive gesundheitliche Schäden zur Folge hatte."*

Seit der Impfung hatte er massive neurologische Probleme und musste in ein Krankenhaus.

> *„Meine Geschichte hat nicht nur (fast) keinen Arzt interessiert. Nein, ich wurde nicht einmal ernstgenommen. Misstrauen, Unverständnis und Langeweile sah ich in den Gesichtern der Ärzte, von denen ich mir so viel erhofft hatte. Und auch die Reaktion von Freunden und Bekannten war oft ernüchternd. Als habe man durch die Impf-Beschwerden ein Tabu gebrochen, etwas Heiliges in Frage gestellt, einen gesellschaftlichen Verrat begangen. Und dann erst verstand ich den Satz eines Bekannten, der ebenfalls schwere Nebenwirkungen erlitt: Erst verlierst du deine Gesundheit und dann deine Würde."*

> *„Ich habe nach über fünf Monaten noch immer erhebliche Beschwerden, wobei auch meine Psyche enorm gelitten hat. Aber es geht hier nicht um mein Schicksal. Es geht um uns alle. Es geht darum, dass die Gesellschaft den Impfgeschädigten endlich ein Gesicht und eine Stimme geben muss."*

Staatliche Nebenwirkungsregister – zehntausende Impftote

Ein Blick in die staatlichen Nebenwirkungsregister zeigt, um wieviel die genbasierten Covid-Impfungen schädlicher als bisherige Impfungen sind.

Diese Register wurden geschaffen, damit Ärzte, Einrichtungen und auch Privatpersonen Nebenwirkungen melden, damit Gefahren von Impfungen und Medikamenten von den Regierungsbehörden erkannt werden können. Dabei gibt es bekanntermaßen eine große Untererfassung, die nach einer Metastudie bei etwa 95% liegen dürfte.[60] Die tatsächliche Anzahl von Nebenwirkungen dürfte also zwanzigmal höher sein als die gemeldeten Fälle. Sehen wir uns die registrierten Zahlen an.

Das deutsche Paul-Ehrlich-Institut (PEI) hat zum 30.11.2021 in seinem Sicherheitsbericht 196.974 Verdachtsfälle, davon 26.196 schwerwiegend, und 1.919 Todesfälle verzeichnet.[61] Ein Vergleich mit den Grippeimpfungen, deren Nebenwirkungen auf dieselbe Weise erfasst werden, ermöglicht eine Einordnung. Dabei muss man die Anzahl der Impfungen miteinbeziehen. Es ergibt sich laut den Zahlen des PEI: Die Corona-Impfungen sind 43-mal tödlicher als Grippeimpfungen.[62]

In der Nebenwirkungs-Datenbank der WHO, die an der University of Uppsala geführt wird, gibt es zum 22.12.2021 über 2,8 Millionen Meldungen einer Nebenwirkung nach einer Corona-Impfung, 16.664 Meldungen haben den Tod eines Menschen zum Gegenstand.[63]

Auch die Gesundheitsbehörden der EU und der USA sammeln Verdachtsfälle von Nebenwirkungen durch Impfungen. In den USA ist dies das „Vaccine Adverse Event Reporting System" (VAERS)[64], und in der EU die „Europäische Datenbank gemeldeter Verdachtsfälle von Arzneimittelnebenwirkungen"[65].

Bis 10.12.2021 wurden VAERS 965.841 Reporte zu Nebenwirkungen von Corona-Impfungen eingereicht, darunter 106.308 Besuche bei der Notfallambulanz (Urgent Care), 106.129 Hospitalisierungen und 20.224 Todesfälle. Bei VAERS ist auch ein Vergleich zur Grippe möglich. Es gab durch die Covid-Impfungen 90-mal mehr Krankenhauseinlieferungen, 75-mal mehr lebensbedrohliche Ereignisse und 100-mal mehr Todesfälle als durch die Grippeimpfungen. Das Risiko einer Fehlgeburt ist über 300-mal höher. [66]

In der EU wurden bis zum 17.12.2021 etwa 1,3 Millionen Menschen mit Nebenwirkungen von der EMA erfasst. Bei rund einem Drittel handelt es sich um schwerwiegende Nebenwirkungen, bei 19.398 um Todesfälle im Zusammenhang mit der Impfung. Rund 17.000 Fälle betrafen Nebenwirkungen von Jugendlichen und Kindern. [67]

Zwei Wissenschaftler analysierten die an die EMA gemeldeten Daten. Sie schreiben in ihrem 50seitigen Bericht: [68] „Aus der Analyse (…) kann darauf geschlossen werden, dass der weitaus größte Teil der Todesfälle, die in einem zeitlichen Zusammenhang mit einer COVID-19 Impfung gemeldet wurden und auch viele der schweren Nebenwirkungen in ursächlichem Zusammenhang zur Impfung stehen. (…) Im Bericht werden weiterhin kausale Zusammenhänge von Herzstillständen und plötzlichen Todesfällen, Thrombosen, Herzinfarkten, Schlaganfällen, Vorhofflimmern, Blutungen und Fazialisparesen dargelegt.)

Das sind erschreckende Zahlen. Aufgrund der Untererfassung bis zu 95% sind es in Wahrheit wesentlich mehr. Die in Deutschland registrierte 1.919 Todesfälle (5%) lassen also etwa 40.000 Verdachtsfälle (100%) vermuten.

Zwei Menschen müssen an der Impfung sterben, um drei vor Covid19 zu bewahren

Prof. Harald Walach hat in einer europaweiten Studie auf Basis der vorliegenden offiziellen Zahlen das Risikoprofil der Covid-Impfungen untersucht. Er kommt zu dem frappierenden Ergebnis, dass zwei Menschen an den Impfungen sterben müssen, damit drei Menschen vor einen Tod durch die Covid19-Erkrankung bewahrt werden. [69]

Wenn zwei sterben müssen, damit drei gerettet werden – was sich aus den offiziellen Zahlen im europaweiten Vergleich ergibt –, dann sind der extreme Impfdruck der Regierungen, die Diskriminierung ungeimpfter Menschen durch 2G und Mobbing und die in Österreich und Deutschland beschlossenen Impfpflichten eine unfassbare Katastrophe.

Ein demokratischer Staat darf keine Menschen opfern.[70] Mit dem Impf-druck und der Impfpflicht zerfallen die Fundamente der Demokratie.

Die staatliche Impfkampagne würde schnell in sich zusammenbre-chen, wenn diese Zahlen in der Öffentlichkeit bekannt würden. Des-halb wird darüber ein großer Mantel des Verschweigens gelegt. Wäh-rend die Anzahl der Verstorbenen, die vermutlich im Zusammenhang mit Covid19 verstorben sind, in den großen Medien laufend verkündet werden, tauchen die Impf-Toten gar nicht auf. Und an einer genau-eren Untersuchung der Impfschäden haben die zuständigen Behörden kein Interesse, es passiert einfach nichts. Die Menschen seien „zufällig" nach der Impfung krank geworden oder gestorben. Die Impfnebenwir-kungen seien „kausal" nicht nachgewiesen.

Die Zufallsthese erklärt natürlich nicht, warum es „zufällig" nach einer Covid-Impfung bis zu 100mal mehr Meldungen gibt wie nach einer Influenza-Impfung. Die Zufallsthese erklärt auch nicht, warum zufällig in allen Staaten ähnlich viele Nebenwirkungen gemeldet werden.

Es gibt viele weitere Belege dafür, dass es sich um reale Impfschäden handelt.

Was ergeben Obduktionen?

Um eine Todesursache aufzuklären und einen eventuellen kausa-len Zusammenhang mit einer Impfung nachzuweisen, dafür gibt es Obduktionen. Diese fanden aber nicht systematisch auf Anordnung der Gesundheitsbehörden statt, sondern nur auf Eigeninitiative von Patho-logen.

Der Chefpathologe der Uni Heidelberg, Peter Schirmacher, berichtete am 2. August 2021:[71] Mehr als 40 Menschen habe man bereits obdu-ziert, die binnen zwei Wochen nach einer Impfung gestorben sind. Schirmacher geht davon aus, dass 30 bis 40 Prozent davon an der Imp-fung gestorben sind. Die Häufigkeit tödlicher Impffolgen wird aus sei-ner Sicht unterschätzt.

Zwei Autopsien in den USA zeigten, dass zwei Teenager an den Folgen ihrer Impfung an Herzmuskelentzündung starben.[72]

Eine Gruppe von acht langjährigen Pathologen und Medizinern obduzierten 25 nach der Impfung Verstorbene und stellte signifikante Zusammenhänge zu den Impfungen fest. Ihre Ergebnisse veröffentlichten sie im Herbst 2021 in zwei Pathologie-Konferenzen. Diese sind als Video aufgezeichnet und sehenswert.[73] Es gibt auch einen transkribierten Vortrag von Prof. Dr. Arne Burkhardt.[74] Bei 15 Verstorbenen waren die Untersuchungen abgeschlossen, bei fünf war die Impfung als Todesursache „sehr wahrscheinlich", bei sieben „wahrscheinlich", das sind zusammen 80% der untersuchten Fälle.

Diese Obduktionsergebnisse bedeuten, dass die in den Nebenwirkungsregistern notierten Verstorbenen zu einem großen Teil eben nicht „zufällig" gestorben sind, sondern kausal begründet an der Impfung.

Doch das führte nicht zu einer Aktivierung der Gesundheitsbehörden, Regierungen und Politiker. Bei jedem verantwortungsbewussten Menschen klingeln bei solchen Ergebnissen die Alarmglocken. Die einzige vertretbare Reaktion wäre, sofort die Impfungen zu stoppen und eine systematische Obduktion von allen vermuteten Impftoten einzuleiten, um weitere Erkenntnisse zu sammeln. Doch was machen unsere Politiker? Nichts.

Stattdessen begann eine öffentliche Diffamierung dieser Mediziner und YouTube und Facebook löschten Berichte über deren Ergebnisse. Die Pathologengruppe wurde von Prof. Arne Burkhardt und Prof. Dr. Walter Lang gestartet. Beide sind in Rente und damit unabhängig. Sie haben ihr ganzes Berufsleben als Pathologen in leitender Position gearbeitet, Studenten ausgebildet oder pathologische Institute zertifiziert. Ihre Ausführungen sind sachlich, fundiert und wissenschaftlich suchend. Es ist absurd, das Wort von Fachleuten mit jahrzehntelanger Berufserfahrung einfach abzutun.

Unsere Politiker interessiert das aber nicht, wie Sprechautomaten wiederholen sie: „Die Impfungen sind sicher, Nebenwirkungen sind sehr selten."

Medizinische Hauptprobleme der genbasierten Impfstoffe

Das Hauptproblem der genbasierten Impfstoffe scheinen – aus naturwissenschaftlicher Sicht – die Spikeproteine zu sein. Es gibt natürlich viele weitere Zusatzstoffe und Wirkmechanismen, die hier nicht diskutiert werden können.

Durch die genbasierten Impfstoffe produziert der Körper selbst Spikeproteine, die der Oberflächenstruktur des SarsCov2-Virus ähneln. Diese Spikeproteine sind nicht mehr mit dem Virus verbunden, sondern frei. Das ist ein großer Unterschied zu einer Covid19-Infektion, wo die Spikeproteine mit dem Virus zusammen auftreten.

Eine Studie hat gezeigt, dass die Proteinproduktion von Spikes bei Menschen, die mit dem Moderna- oder Pfizer-Impfstoff geimpft wurden, höher ist, als bei schwer kranken Covid19-Patienten. Und die mRNA und das produzierte Spike-Protein verbleiben wochen- und monatelang in den Lymphknoten-Keimzentren.[75]

Die Spikes sind für eine Reihe von Problemen verantwortlich.

Sie können zum Beispiel Zellen verkleben, ja sogar zu einer Riesenzelle fusionieren, den so genannten Synzytien. Das haben Wissenschaftler des staatlichen Paul Ehrlich Instituts herausgefunden und im Febr. 2021 veröffentlicht.[76] Diese Riesenzellen können aus hunderten von einzelnen Zellen bestehen und enormen Schaden anrichten. Sie vernichten mühelos alle Arten von Bausteinen des Immunsystems inklusive Killerzellen. Besonders viele Synzytien entstehen, wenn die Körperzellen Billionen von Spikes selbst erzeugen müssen.

Ein weiteres Problem ist: Spikes sind die Oberflächenproteine der Viren. Wenn die Zelle veranlasst wird, sie zu bilden, lagern sie sich an deren Oberfläche an – und was macht unser Immunsystem? Es erkennt die eigenen Zellen als fremd und greift sie an, deshalb die häufigen Autoimmun-Reaktionen. Der Körper zerstört sich also selbst – da, wo die Spikes am meisten erzeugt werden.

Prof. Dr. med. Diether Schönitzer (Universität Innsbruck und von 1968 bis 2005 am „Zentralinstitut für Bluttransfusion und immunologische

Abteilung") schreibt in seiner Stellungnahme zum österreichischen Impfpflichtgesetz allgemeinverständlich:[77]

„Damit komme ich direkt zur Verabreichung von mRNA-haltigen Substanzen, die fälschlich als Impfstoffe oder auch Seren bezeichnet werden und nach Eindringen in die Blutbahn zunächst in die Gefäßwandzellen eindringen und nachfolgend an der Oberfläche der Gefäßwandzellen zur Ausbildung der Spike-Proteine führen. Diese Spikes fungieren tatsächlich als Fremdantigen (ähnlich der medikamentös bedingten autoimmun-hämolytischen Anämie) und sollen zur Antikörperbildung und damit zur Immunität führen.

Das Problem besteht jedoch darin, dass die Spikes zumindest eine gewisse Zeit, wahrscheinlich dauerhaft, an den körpereigenen Zellen anhaften und die aktivierten Killerzellen beziehungsweise Antikörper (falls die Impfung wirkt!) die mit Spikes fremd-markierten Zellen des Geimpften zerstören.

Folge ist eine immunologische Zell- und Gewebszerstörung bei den geimpften Personen die zu den bekannten Thromboembolien, zur Zerstörung von Herzmuskelzellen, Lungen- und Nierengewebe, und letztlich zu einer Erschöpfung des Immunsystems führen.

Auffrischungsimpfungen verstärken diese Effekte, weil frisch durch die Boosterung entstandene Spikes auf inzwischen gebildete Antikörper stoßen. Dadurch werden mit hoher Wahrscheinlichkeit Akutreaktionen und Autoimmunreaktionen als Langzeitfolge entstehen und schlummernde Infektionen wie Tuberkulose reaktiviert werden, die das Gesundheitssystem mehr gefährden werden, als dies durch den Anteil der gesunden, impfkritischen Nichtgeimpften möglich ist."

Ähnlich formuliert es Prof. Dr. med. Hartmut Glossmann (Biochemische Pharmakologie der Medizinischen Universität Innsbruck) in seiner Stellungnahme:[78]

„Das Spike Protein ist ein wesentliches toxisches Prinzip von SARS-CoV1, MERS und SARS-CoV2: Es aktiviert die Blutgerinnung, u.a. in Blutplättchen, auf Gefäß-Endothelien, führt zu Mikrothrombosen, lässt Zellen fusionieren (Synzytien Bildung), attackiert Herzmuskelzellen, aktiviert Monozyten und zieht ein wichtiges Regulationssystem des Blutdrucks aus dem Verkehr. Es ist heute gesichert, dass Spikes über Wochen und Monate nach Injektion im Plasma, in Blutzellen und extrazellulären Vesikeln beim Menschen nachzuweisen sind. Kumulation, auch der toxischen Wirkungen ist nach mehrmaliger Injektion zu erwarten."

Ich bat Ärzte in meinem Forschungskreis, die laufend Patienten sehen und die neuesten wissenschaftlichen Studien lesen, um eine kurze zusammenfassende Einschätzung. Sie wiesen auf weitere Probleme mit den Spikes hin:

„Die Spikeproteine sind hochspezifisch für den ACE 2 Rezeptor angepasst, schleusen sich in die Zelle ein, und die Spikeproteine können in den Zellkern, d.h. in die DNA gelangen und dort den DNA Reparaturmechanismus blockieren beziehungsweise die VDJ Rekombination während der Antikörper Produktion stark abschwächen.

Damit wird eine Immunantwort auf neue Antigene deutlich abgeschwächt.

Die erste Corona-Impfung schwächt das Immunsystem etwa um 15%, die zweite Impfung nochmals in dieser Größenordnung, jedoch die Booster-Impfung ist dann eine massive zusätzliche Schwächung und Schädigung."[79]

Diese Spike-Probleme gibt es auch in Nuvaxovid von Novavax, nicht nur mit BioNTech, Moderna, AstraZeneca und Johnson & Johnson. Nuvaxovid ist ein Protein-Impfstoff und besteht vor allem aus Spikeproteinen.

Flut von wissenschaftlichen Studien zu Impffolgen

Gegen die Zufallsthese unserer Regierungen spricht auch, dass es eine regelrechte Flut von wissenschaftlichen Studien zu Corona-Impfschäden aller Facetten gibt. Die Probleme der Corona-Impfungen sind in der wissenschaftlichen Welt bekannt. Es ist nicht möglich, die täglich erscheinenden Studien zu verfolgen und auszuwerten, man bräuchte dazu einen riesigen Mitarbeiterstab.

Damit man einen Eindruck bekommt, sind hier in einem Dokument 1011 Studien zusammengetragen: https://kurzelinks.de/p41h

Eine weitere Studiensammlung ist hier: https://kurzelinks.de/bdhs

Der Wissenschaftsblog ScienceFiles hat sich zur Aufgabe gesetzt, wissenschaftliche Belege für schwere Nebenwirkungen von Covid-Impfungen zu sammeln. In diesen Studien wird die medizinische Geschichte einzelner Menschen, deren Leben durch die Covid-Impfung komplett verändert, wenn nicht beendet wurde, erzählt – geschrieben aus dem Blickwinkel von Medizinern und Wissenschaftlern. Es wurden ausschließlich Erkrankungen gesammelt, für die es wissenschaftliche Belege dafür gibt, dass sie durch die Impfung entstanden sind. Diese Sammlung wird laufend fortgeführt. (Hier der Stand vom 8.2.2022: https://kurzelinks.de/ryph)

Sie umfasst wissenschaftliche Beiträge zu folgenden Erkrankungen in Folge von Covid-Impfungen:

Graves Disease/Basedow-Syndrom (Autoimmunerkrankung der Schilddrüse)

Multiple Sklerose (chronisch-entzündliche neurologische Autoimmunerkrankung)

Haemorrhagischer Schlaganfall (Schlaganfall mit Gehirnblutung)

Aplastische Anämie (Blutarmut)

Hirnblutung

Autoimmune Hepatitis (Autoimmunkrankheit der Leber)

Multisystem Inflammation (Multi-Organ-Entzündung)

Transverse Myelitis (Entzündung des zentralen Nervensystems)

Status Migraenosus (Migräne)

Nephrotisches Syndrom (Niereninsuffizienz)

Neuralgische Amyothropie (Erkrankung der peripheren Nerven mit heftigsten Schmerzen)

Thrombozytopenie (Mangel an Blutplättchen)

Autoimmune Encephalitis (Autoimmunerkrankung des Gehirns)

Nierenversagen

Myokarditis/Perikarditis (Herzmuskelentzündung/Herzbeutelentzündung)

Sinusvenenthrombosen

Angioimmunoblastic T cell Lymphoma (Bildung eines Tumors in Lymphknoten)

Varizella Zoster Virus (diese Infektion kann zur Ablösung der Netzhaut führen)

Leberversagen

Henoch-Schönlein Purpura (Entzündung der kleinen Blutgefäße)

Pankreatitis (Bauchspeicheldrüsenentzündung)

Guillain-Barré Syndrom und andere neurologische Autoimmunerkrankungen

Sonstige neurologische Erkrankungen

Sonstige Krebserkranungen

Kawasaki Syndrom (Entzündungen der kleinen und mittleren Arterien)

Übersterblichkeit durch Impfkampagne?

Eine weitere Möglichkeit der Vergewisserung ist, sich die Entwicklung der Übersterblichkeit anzusehen. Gibt es dort auffällige Muster?

2020 Untersterblichkeit:
Covid19 ersetzte andere Krankheiten als Todesursache

2020 sind in Deutschland 2,4 Prozent weniger Menschen gestorben als in den Vorjahren. Trotz Corona-Pandemie gab es eine Untersterblichkeit.[80] – Das verwundert, war 2020 doch das Jahr der Pandemie-Panik und des gefühlt „allgegenwärtigen Todes". Weil angeblich so viele starben, wurde das Land stillgelegt. Das RKI zählte für 2020 etwa 40.000 Covid19-Verstorbene. Wieso gibt es dann keine Übersterblichkeit?

Warum sieht man diese Corona-Toten nicht in der Sterbestatistik? Diese Frage untersuchte der Mathematiker Albrecht Häberlein in einer Analyse der Todesursachenstatistik.[81] Er fand, dass in 2020 etwa 42.000 weniger Tote durch Krebs, Herzkreislauf-, Atemwegs- und Infektionskrankheiten ausgewiesen wurden als in den Vorjahren. Diese „fehlenden Toten" scheinen mit den Covid19-Todesfällen identisch zu sein. Das bedeuten, dass diese Menschen durch die Vorerkrankungen dem neuen Virus eventuell nicht genug entgegenzusetzen hatten und nur mit und nicht an dem Virus gestorben sind. Wenn ihre Lebenszeit durch das Virus verkürzt wurde, so hat sich das in der Jahresbilanz statistisch nicht abgezeichnet, die verlorene Lebenszeit lag also in einem Zeitraum von einigen Monaten. Covid19 führte 2020 also nicht zu mehr Todesfällen, sondern wurde an die Stelle anderer Todesursachen gesetzt.

2021 Übersterblichkeit: Korrelationen mit Impfkampagnen

Dagegen gab es im Jahr 2021 eine Übersterblichkeit von ca. 24.000 Menschen. Das ist das Ergebnis der Statistiker der LMU München, die dabei die zunehmende Alterung der Bevölkerung berücksichtigten.[82]

„Warum ist die Übersterblichkeit im Impfjahr 2021 höher als im Pandemiejahr 2020?", diese Frage beschäftigt Prof. Dr. Christof Kuhbandner aus Regensburg. In seiner ausführlichen Untersuchung stellt er auffallende Korrelationen zur Impfkampagne fest. In den Zeiten und in den Regionen mit vielen Impfungen stieg die Übersterblichkeit. Ist die Impfung also der Grund, warum 2021 mehr Menschen als normalerweise starben?[83] Vieles spricht dafür.

Zacharias Fögen zeigt, dass es bei den über 60-Jährigen gleichzeitig mit der Booster-Impfkampagne vom 22.11 bis 31.12.21 eine deutliche Übersterblichkeit gab, die sich nur durch die Impfschäden erklären lässt. Seine statistische Analyse ergibt, dass von den über 60-Jährigen einer von 3.750 Geimpften an den Impffolgen verstarb. Bei einer Impfquote von 75% wären es 4.900 Verstorbene.[84]

Auch weitere Autoren kommen für Deutschland zum Ergebnis, dass die Boosterungen höchstwahrscheinlich eine Übersterblichkeit verursacht haben, vermuten aber zusätzliche Todesfälle von 20.000 oder mehr.[85]

Für die Schweiz schreibt Beat Süess: „Über 7 Wochen haben sich die Booster-Impfungen und Todesfälle (...) analog entwickelt. (...) Ein Zufall ist aufgrund mehrerer Korrelationen sowohl beim Anstieg als auch beim Rückgang der Todesfälle mit höchster Wahrscheinlichkeit auszuschließen. Damit ist die Mehrheit der über 1900 unerwarteten Todesfälle seit Beginn der Booster-Kampagne auf die Impfung selbst zurückzuführen."[86]

Guy Hatchard fand in Neuseeland dasselbe Muster und geht von 2.000 zusätzlichen Toten in Folge der Impfkampagne aus.[87]

Auch bei den Sterbezahlen in Großbritannien, Israel oder Österreich ist im Jahr 2021 gegenüber 2020 eine Übersterblichkeit samt Korrelationen zur Impfkampagne sichtbar.[88]

Dies wird durch eine Studie bestätigt, die als Preprint veröffentlicht wurde.[89] Die Autoren haben in der Analyse der europäischen und israelischen Daten festgestellt, dass die COVID-Impfung 0-5 Wochen nach der Impfung mit einer erhöhten Sterblichkeit einhergeht. Dagegen ist in der Zeit von 6-20 Wochen nach der Impfung eine geringere Sterblichkeit zu erkennen.

Anhand der US-amerikanischen Daten konnte eine nationale durchschnittliche Impfsterblichkeitsrate von 0,04% innerhalb eines Monats ermittelt werden. Signifikante Ergebnisse von Berechnungen zeigen, dass zwischen Februar und August 2021 schätzungsweise 130.000 bis 180.000 Todesfälle in den USA auf die Impfung zurückgeführt werden können.

Passend zu dieser Vermutung berichtete der Chef des in Indianapolis ansässigen Versicherungsunternehmens OneAmerica, dass die Sterblichkeitsrate bei Menschen im erwerbsfähigen Alter im Vergleich zur Zeit vor der Pandemie um erstaunliche 40% gestiegen ist.[90] OneAmerica ist ein 100-Milliarden-Dollar-Versicherungsunternehmen und verkauft Lebensversicherungen. Deshalb hat es präzise Daten zu Todesfällen.

„Wir erleben derzeit die höchsten Todesraten, die wir in der Geschichte dieser Branche je gesehen haben – nicht nur bei OneAmerica", sagte Scott Davison, CEO des Unternehmens, während einer Online-Pressekonferenz. „Die Daten sind für alle Akteure in diesem Geschäft konsistent".

Davison sagte, dass der Anstieg der Todesfälle eine „riesige, riesige Zahl" darstellt und dass es nicht ältere Menschen sind, die sterben, sondern „hauptsächlich Menschen im arbeitsfähigen Alter von 18 bis 64", die Angestellte von Unternehmen sind, die Gruppenlebensversicherungen über OneAmerica haben.

„Und was wir gerade im dritten Quartal 2021 gesehen haben und was sich im vierten Quartal fortsetzt, ist, dass die Sterberaten um 40% höher sind als vor der Pandemie. Um Ihnen eine Vorstellung davon zu geben, wie schlimm das ist, würde eine Katastrophe, die nur einmal in 200 Jahren auftritt, einen Anstieg von 10% gegenüber der Zeit vor der Pandemie bedeuten. Also sind 40% einfach unerhört."

Thailand: Jeder 4500ste bekommt staatliche Entschädigung für Impfschäden

Bemerkenswerte Zahlen kommen aus Thailand. Das thailändische Nationale Sicherheitsbüro (NHSO) erklärte am 16. Jan 2022[91], dass 2.264 Familien eine Entschädigung von 400.000 Baht gewährt wurde, die Angehörige nach der Impfung verloren haben oder seither an dauerhaften Behinderungen leiden. Die Behörden erkennen also an, dass 2.264 Todesfälle oder lebenslange Behinderungen durch die Impfstoffe verursacht worden sind.

Darüber hinaus wurden 7.287 Menschen zusätzlich verletzt, wenn auch weniger schwer. Sie erhalten daher eine geringere Entschädigung. Dabei sind aber auch schwere Erkrankungen, die durch die Impfung verursacht worden sein könnten – wie z.B. der Verlust von Gliedmaßen –, die das tägliche Leben beeinträchtigten. Es handelt sich um die Angaben der Regierung. Man muss davon ausgehen, dass die Zahl der tatsächlichen Impfschäden um ein Vielfaches höher ist und sehr viele Impfopfer die Hürden der Bürokratie nicht geschafft haben.

Bis heute sind 45,4 Millionen Thailänder vollständig geimpft. Das bedeutet, dass eine von 20.000 geimpften Personen durch diese Injektionen staatlich anerkannt getötet oder lebenslang verletzt wurde. Zusammen sind es 9.551 Impfschäden. Also erlitt eine von 4753 geimpften Personen so große oder tödliche Nebenwirkungen, dass dadurch ein Anspruch auf staatliche Entschädigung entstand.

In der Welt vor Corona wäre ein solch tödliches Experiment sofort gestoppt worden.

Repräsentative Umfragen: 60% Nebenwirkungen, 15% schwerwiegende

Weitere wichtige Belege für die Katastrophe der Covid-Impfkampagne sind drei repräsentative Umfragen zu den Impfnebenwirkungen.

Das Meinungsforschungsinstitut INSA hat Anfang Januar 2022 1.004 Erwachsene in Deutschland gefragt, ob sie geimpft sind und ob sie Nebenwirkungen haben. „Das Ergebnis lässt das offizielle Narrativ – «kaum Impfnebenwirkungen» – einstürzen und bestätigt genau das, was zahlreiche Mediziner aus eigener Erfahrung berichten", schreibt der Journalist Boris Reitschuster.[92]

15 Prozent der Befragten gaben an, dass sie an starken Nebenwirkungen litten. 45 Prozent der Geimpften berichten von leichten Nebenwirkungen. Nur 40 Prozent der Geimpften, also weniger als die Hälfte, geben an, dass sie gar keine Nebenwirkungen verspürt haben.

Eine zweite repräsentative Umfrage hat der Forscher Harald Walach bei Debaro GmbH machen lassen.[93] Dasselbe Ergebnis: Insgesamt 16% der Geimpften geben an, dass sie ernsthafte Nebenwirkungen (Thrombose, Embolie, Erschöpfung, immunologische, psychologische oder Gefäßprobleme) gehabt hätten.

(Die Nebenwirkungen waren nicht das Hauptthema der Studie, sondern warum sich Menschen impfen lassen. Es zeigte sich, dass der wesentliche Faktor für die Impfwilligkeit ist, ob jemand das öffentliche TV und Radio verwendet, während Ungeimpfte wissenschaftliche Originalpublikation vorziehen.)

Eine dritte repräsentative Umfrage beauftragte das Israelische Gesundheitsministerium. Im Herbst 2021 wurde in 2.068 telefonischen Interviews, die mit Israelis geführt wurden, nach Nebenwirkungen nach der dritten Impfung mit BioNTech gefragt. 66,4% der Befragten berichten von Nebenwirkungen. Davon gaben 44,1% an, dass sie aufgrund der Nebenwirkungen Probleme hatten, ihren täglichen Verrichtungen nachzugehen bzw. diese nicht ausführen konnten.

Das zeigt, dass die Untererfassung des Nebenwirkungsregisters noch größer ist, als vermutet. Gemäß den Umfragen müsste es — hochgerechnet auf die 57,6 Millionen Geimpften in Deutschland — 8,6 Millionen schwere Nebenwirkungen und 25,8 Millionen leichte Nebenwirkungen gegeben haben. Dem PEI wurden aber nur ca. 200.000 Fälle gemeldet.

Warum so wenig gemeldet wird, kann ich an einem Fall schildern. Der 18jährige Patensohn einer Freundin bekam drei Tage nach der Impfung eine Herzmuskelentzündung und musste mit dem Notarzt ins Krankenhaus. Die Ärzte weigerten sich, eine Meldung an das PEI zu machen und behaupteten, die Herzmuskelentzündung sei ja erst später als 48 Stunden nach der Impfung akut geworden und zähle deshalb nicht als Impfschaden ... Beim Vertuschen der Impfschäden machen leider viele Ärzte mit. Impfschäden sind ein Tabuthema und werden verschleiert. Bei einer nicht repräsentativen Umfrage, an der 1000 Pfleger und Beschäftigte des Gesundheitssystems teilnahmen, stimmten 80% der Aussage zu, dass „es wahrscheinlich sehr viele Nebenwirkungen gibt, doch wenn diese Patienten oder ihre Angehörigen nachfragen, ob es an der Impfung liege, werde das schnell verneint."[94]

Die „Kontrollgruppe": Beobachtung des Gesundheitszustandes von Geimpften und Ungeimpften

Die „Kontrollgruppe" ist ein anonymes und unabhängiges wissenschaftliches Monitoring der langfristigen Effekte der Covid-Impfung.[95]

Um den Nutzen oder Schaden der neuen mRNA- und Vektorimpfstoffe beurteilen zu können, ist es notwendig, längerfristig angelegte Studien durchzuführen, die eine Gruppe von Covid-geimpften mit einer Gruppe von Covid-ungeimpften Menschen vergleicht. Die entsprechenden, verblindeten Studien der Hersteller wurden nach Erlangung der Zulassung unprofessionellerweise vorzeitig aufgelöst. Diese Lücke will „die-Kontrollgruppe.de" schließen.

Nach mittlerweile über 41.000 Einzelbefragungen kristallisierten sich in sechs Monaten erste Ergebnisse heraus. Eine der zentralen Fragen des Monitorings lautete, ob bei den Teilnehmern in den letzten 14 Tagen eine neue Beschwerde aufgetreten ist. Dazu sind 44 Arten von Beschwerden vorgegeben, wobei die Schwere des Symptoms (sehr leicht, leicht, mittel, schwer, sehr schwer) differenziert wird. Die Kohorte der Covid19-Geimpften leidet — mit Ausnahme des Symptoms Geruchsverlust — unter jeder einzelnen der erfragten Beschwerden stärker als die Gruppe der Ungeimpften. Menschen mit einer Covid-Impfung haben also einen deutlich schlechteren Gesundheitszustand als covid-ungeimpfte Menschen.

Als Beispiel seien hier die Herz-Kreislauf-Erkrankungen angeführt:

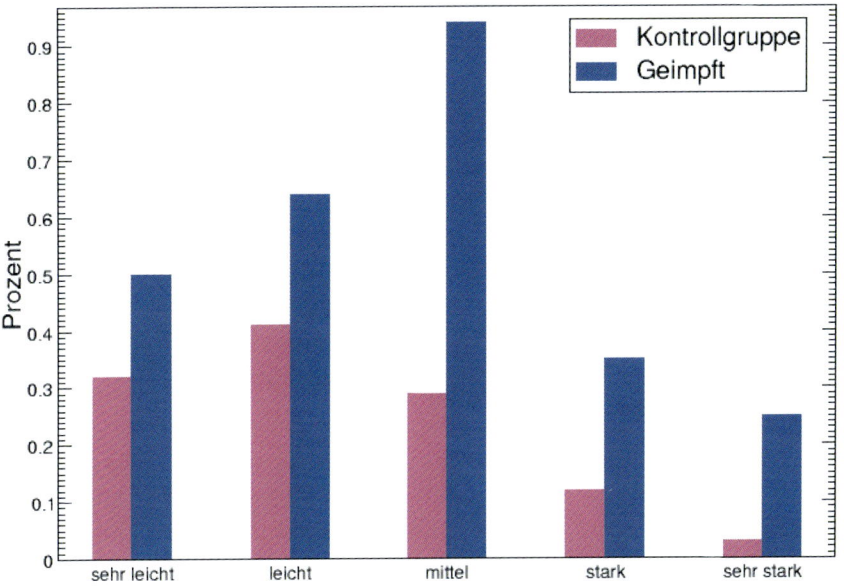

Bild: Auftreten von Herz-Kreislauf-Erkrankungen, unterteilt in die zwei Kohorten (ungeimpfte Kontrollgruppe, geimpft) relativ zu allen Befragungen der jeweiligen Kohorte.

Es gibt also sehr viele Belege für die Impf-Katastrophe. Obwohl es offensichtlich ist, weigern sich Regierungen und Leitmedien, die Realität anzuerkennen. Gespenstisch sprechen sie weiterhin von einer „sicheren Impfung", bei der es „kaum Nebenwirkungen" gäbe. Es gibt viele weitere harte Fakten, die uns auf den Boden bringen.

Krankenhäuser: 20-mal mehr Impfschäden in 2021

Der Datenspezialist Tom Lausen analysiert Krankenhausabrechnungen. Impfschäden werden von den Krankenhäusern mit extra Codes erfasst. In 2021 stellten die Krankenhäuser 20-mal mehr Diagnosen mit Impfnebenwirkungen in Rechnung als in den Vorjahren. Es handelt sich um 22.334 Fälle von Jan. bis Sept. 2021. 2.153 von den abgerechneten Fällen befanden sich auf Intensivstation. 18- bis 29-Jährige sind mit knapp 18 Prozent am meisten von den Impfschäden betroffen. Diese 22.334 Fälle sind nicht mehr als Verdachtsfälle zu bewerten. Sie sind von den Krankenhäusern als Impfschäden abgerechnet worden und gelten somit als bestätigte Fälle.[96]

BKK: 30-mal mehr Impfschäden in 2021

In den Arztpraxen ist es ähnlich wie in den Krankenhäusern. Das zeigt eine Auswertung der BKK. Diese Zahlen sind sehr aussagekräftig. Denn es ist sehr unwahrscheinlich, dass Arztpraxen Behandlungen nicht abrechnen. Viele Menschen mit Gesundheitsproblemen nach der Impfung werden früher oder später mit ihren Beschwerden einen Arzt aufsuchen. Der wird sich die Dinge ansehen, zu einer Diagnose kommen und den Patiententermin selbstverständlich abrechnen.

Die BKK ist mit knapp elf Millionen Mitgliedern eine der größten gesetzlichen Krankenversicherungen Deutschlands. Sie hat für die ersten zweieinhalb Quartale von 2021 ausgewertet, wie häufig von Arztpraxen die Diagnose-Codes mit Impfkomplikationen abgerechnet wurden. Die BKK kommt in den ersten 7,5 Monaten von 2021 auf 224.360 abgerechnete Impfkomplikationen. Zum Vergleich: Im ganzen Jahr 2020 waren es 12.264 Fälle.

Wenn man die BKK-Ergebnisse auf 12 Monate hochrechnet, kommt man auf 356.000 Fälle. (In Wahrheit werden es deutlich mehr sein, da die Booster am Jahresende stärker schädigten als die Anfangsimpfungen.) Das bedeutet, dass bei der BKK in 2021 etwa 30-mal mehr Impfschäden abgerechnet wurden als 2020. Mit 11 Millionen Mitgliedern ist das repräsentativ für die ganze deutschen Bevölkerung von ca. 82 Millionen.

Der Medizinwissenschaftler Florian Schilling rechnet die BKK-Zahlen auf ganz Deutschland hoch. Das Ergebnis: Seit Beginn der Impfkampagne gab es etwa drei Millionen Impfschäden, die zu einem Arztbesuch führten, davon über 400.000 schwere und über 31.000 tödliche.[96]

Damit sind nicht alle Impfschäden erfasst. Gerade bei leichten Symptomen werden viele Menschen nicht zum Arzt gehen. Außerdem dürfte es sehr häufig vorkommen, dass Ärzte eine Impfschaden-Diagnose vermeiden, da sie zum Beispiel selbst geimpft haben.

Der Vorstand des BKK schrieb am 21.2.2022 einen Brandbrief an die zuständigen staatliche Institutionen:

> *„Hochgerechnet auf die Anzahl der geimpften Menschen in Deutschland bedeutet dies, dass circa 4-5% der geimpften Menschen wegen Impfnebenwirkungen in ärztlicher Behandlung waren. (...) Das sehen wir als erhebliches Alarmsignal an, das unbedingt beim weiteren Einsatz der Impfstoffe berücksichtigt werden muss."*

Die BKK verlangt außerdem eine Vergütung für den Aufwand der Arztpraxen, Impfnebenwirkungen zu melden:

> *„In unseren Augen liegt eine erhebliche Untererfassung der Impfnebenwirkungen vor. Es ist ein wichtiges Anliegen, die Ursachen hierfür kurzfristig auszumachen. Unsere erste Vermutung ist, dass, da keine Vergütung für die Meldung von Impfnebenwirkungen bezahlt wird, eine Meldung an das Paul Ehrlich Institut wegen des großen Aufwandes vielfach unterbleibt. Ärzte haben uns berichtet, dass die Meldung eines Impfschadenverdachtsfalls circa eine halbe Stunde Zeit in Anspruch nimmt. Das bedeutet, dass 3 Millionen Verdachtsfälle auf Impfnebenwirkungen circa 1,5 Millionen Arbeitsstunden von Ärztinnen und Ärzten erfordern. Das wäre nahezu die jährliche Arbeitsleistung von 1000 Ärztinnen und Ärzten."*

Dass die Meldungen von Nebenwirkungen Arbeit machen, war natürlich von Anfang an klar. Dass diese nicht bezahlt werden, kann man nur so erklären, dass es politisch nicht gewollt war. Es sollte möglichst wenig Meldungen geben.

Massive Steigerung von Erkrankungen beim US-Militär

Weitere erschreckende Zahlen kommen aus den USA. Beim US-Militär gibt es eine Datenbank (Defense Medical Epidemiology Database (DMED), die jede medizinische Diagnose von allen Militärangehörigen enthält. Bei einer Anhörung des Senator Ron Johnson im Januar 2022 wurde eine Auswertung dieser Daten präsentiert.[97] Dabei zeigte sich ein großes Problem mit dem Gesundheitszustand in den US-Streitkräften. Mit der Impfkampagne 2021 ging eine explosive Vervielfältigung von Krankheiten einher. Gegenüber den Vorjahren stieg die Gesamtzahl von Krebsdiagnosen in 2021 um 300%, bei Lungenembolien um 467%, bei Unfruchtbarkeit bei Frauen um 471% und bei Erkrankungen des Nervensystems um 968%. Die Gesamtzahl der Angstzustände stieg um 2.361% und Selbstmorde nahmen um 227% zu. Ähnliche Steigerungsraten finden sich bei vielen weiteren Erkrankungen. Ein Zusammenhang mit den Covid-Impfungen drängt sich auf. Es gibt kein anderes besonderes gesundheitliches Geschehen für das gesamte US-Militär in 2021 gegenüber den Vorjahren, außer den Covid-Impfungen.

Schon in Zulassungsstudien zeigte sich eine Verschlechterung des Gesundheitszustandes

Das Desaster der Covid-Impfungen war schon in den Zulassungsstudien voraussehbar. Die Ärzteorganisation "Canadian Covid Care Alliance" hat ausführlich die Zulassungsstudie von BioNTech analysiert und einen Bericht „More harm than good" (Mehr Schaden als Nutzen) erstellt.[98] Diese Zulassungsstudie zeigt, dass Geimpfte ein Vielfaches an Gesundheitsproblemen bekamen als Ungeimpfte, auch die Todesrate der Geimpften war höher. Nach sechs Monaten brach BioNTech den Vergleich zwischen Ungeimpften und Geimpften ab.

Dasselbe bei Moderna: „Aus den publizierten Daten geht hervor, dass jede verhinderte Covid-19 Hospitalisierung mit 87 schweren Nebenwirkungsfällen erkauft wird, darunter auch akut lebensbedrohliche, die zu einer permanenten Behinderung führen können."[99]

Man fragt sich, warum wurden diese Impfstoffe überhaupt zugelassen? Was ist in den Zulassungsbehörden los? Wem dienen diese?

Es droht ein Gesundheitsskandal, der unsere Gesellschaft bis in das Mark erschüttern könnte

Die bisherige Strategie der Behörden und Politiker scheint zu sein, die Impfschäden zu missachten. Es gäbe sie einfach nicht. Die Medien spielen mit und breiten den Mantel des Schweigens darüber aus. Wer nur die Leitmedien konsumiert, hat eher noch nie etwas davon gehört.

Diese Verdrängung ist verständlich. Würde man die schwerwiegenden Impfschäden anerkennen, bräche eine Welt zusammen. Die heilsbringende Impfung würde sich als Teufelszeug entpuppen. Die bedingungslosen Impfbefürworter müssten akzeptieren, dass sie zehntausende Menschen in den Tod getrieben und Millionen geschädigt haben. Wie sollen sie das bewältigen, eine so große Schuld zu ertragen?

Deshalb werden sie vermutlich weiterhin verzweifelt und aggressiv diejenigen bekämpfen, die das Problem ansprechen. Die Impfopfer trifft es doppelt, sie sind durch die Impfung körperlich geschädigt und dann auch noch durch die soziale Ausgrenzung und Diffamierung. Weil nicht sein kann, was nicht sein darf.

Diese Verdrängungstrategie wird aber wohl nicht aufgehen. Die genbasierten Impfungen sind leider so krankmachend, dass es nicht vertuscht werden kann. Zu viele Menschen erkranken schon jetzt, die Langzeitfolgen kommen ja erst noch. Und zu viel der Korruption und der Täuschungen in der Corona-Politik kommen Schritt für Schritt in die Öffentlichkeit. Vermutlich kommt hier noch ein böses Erwachen.

Wenn es in die Öffentlichkeit kommt und breit anerkannt wird, dass unsere Regierungen — gegen besseres Wissen — die Menschen zur Injektion von sehr gefährlichen Substanzen gedrängt haben, wenn immer mehr Menschen deshalb an Krankheiten leiden oder Angehörige verstorben sind, dann wird sich irgendwann die Wut aus der Bevölkerung gegen die verantwortlichen Parteien richten. Dieser Gesundheitsskandal hat in meinen Augen solche kriminelle Dimensionen, dass er große Parteien zum Zusammenbruch bringen kann. Auch das Vertrauen in die Schulmedizin und Ärzteschaft könnte nachhaltig erodieren.

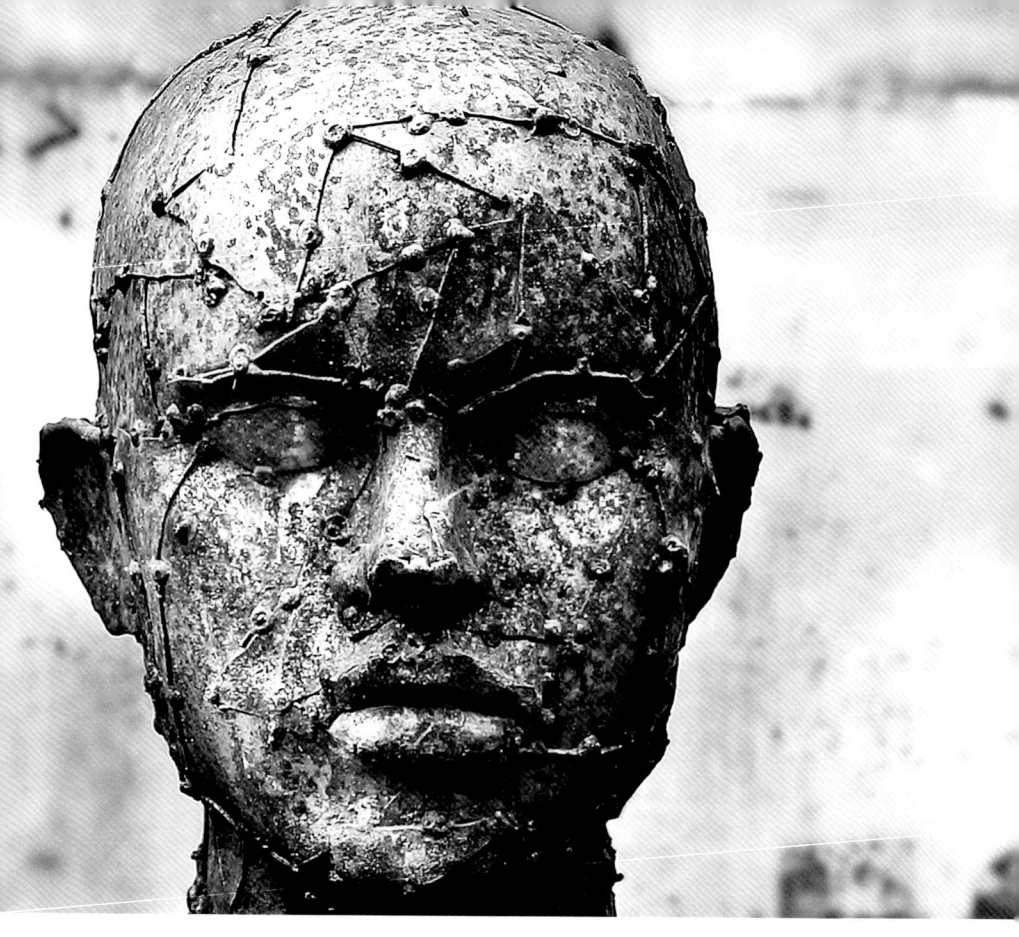

Eingriff in das Gefüge von Seele und Geist

Wenn die genbasierten Covid-Impfstoffe vielfach höhere Nebenwirkungen auf den Körper haben als bisherige Impfungen, ist es nicht verwunderlich, dass sie auch auf das Gefüge von Seele und Geist viel stärker wirken. Mit dieser Frage habe ich mich intensiv beschäftigt, was zu dem Buch „Corona-Impfungen aus spiritueller Sicht" führte.

Wir nehmen nun einen erweiterten Blickwinkel ein, der sich auf die Gesamtheit des Menschen richtet. Von dieser Gesamtheit ist der sichtbare Körper nur ein kleiner Teil. Der nicht sichtbare Teil des Menschen besteht aus einer vielfältigen Gestaltung von Lebenskräften, Seele und Geist, aus komplexen aurischen Schichten. Zur Gesamtheit des Menschen gehört auch das nachtodliche Leben, auch dieses muss bei einer ehrlichen und vollständigen Untersuchung von Nebenwirkungen einbezogen werden.

Solche Blickwinkel sind mir vertraut. Ich leite seit bald zwei Jahrzehnten Seminare und Ausbildungen in Anthroposophischer Meditation und habe mehrere Bücher und Sammelbände zu Themen der übersinnlichen Wahrnehmung verfasst.

Im Februar 2021 wurde mir die Dimension der genbasierten Covid-Impfungen bewusst, als ich erstmalig geimpfte Menschen wahrnehmen konnte. Mir fielen zunächst Verschiebungen der übersinnlichen Wesensglieder in der Aura, sowie Verhärtungen im Fluss der Lebenskräfte auf. Die inneren Alarmglocken begannen laut zu läuten, als ich eine kurz nach der Impfung verstorbene Frau übersinnlich wahrnehmen konnte. Das geschah in einem Kollegenkreis, und wir fanden sie nachtodlich erdgebunden leidend und von der geistigen Welt abgeschnitten. Ursache war ein „verfestigter und verklebter" Ätherleib (Lebenskräfteleib) in Folge der Covid-Impfung.

Ich fragte mich, sind diese ersten Wahrnehmungen nur Einzelfälle oder grundsätzliche Wirkungen der Covid-Impfungen? Ich bat mein Netzwerk an übersinnlich forschenden Kolleginnen und Kollegen, die

Impfwirkungen zu untersuchen. Sie folgten meiner Bitte in unabhängig arbeitenden Gruppen und als einzeln forschende Menschen. Am Ende eines halbjährigen Arbeitsprozesses entstand das Buch „Corona-Impfungen aus spiritueller Sicht". In dieses flossen Berichte und Erfahrungen von über 50 Beitragenden ein.

Therapeuten stellten fest, dass ihre rhythmischen Einreibungen und Massagen, Heileurythmie und Cranio-Sacral-Therapie bei frisch geimpften Patienten nicht mehr wirksam waren. Das Gewebe, der Ätherleib und der Astralleib waren verhärtet. Das Bemerkenswerte daran war, dass ihre Patienten dies oft selbst nicht bemerkten. Nach mehreren, teils zahlreichen, therapeutischen Behandlungen konnten Verhärtungen und Blockaden oft aufgelöst werden.

Zum Beispiel berichtete eine rhythmische Masseurin und Craniosacral-Therapeutin im Mai 2021:

„Ich arbeite als Rhythmische Masseurin seit den 80er-Jahren und als Craniosacral-Therapeutin seit etwa 20 Jahren. Während der langjährigen therapeutischen Arbeit habe ich Erwachsene und Kinder mit ganz unterschiedlichen Fragestellungen behandelt. Bei einer Craniosacral-Behandlung kann ein gut ausgebildeter Therapeut mit hellfühlenden Fähigkeiten Veränderungen innerhalb des Leibgefüges der Klienten erspüren. Dabei nehmen die Therapeuten die Füße oder den Kopf der Klienten in die Hände. Ich kann bei solchen Behandlungen sehr gezielt Schmerzpunkte und Blockaden im ganzen Körper der Klienten wahrnehmen. Auch kann ich wahrnehmen, in welchem Zustand sich verschiedene Organe der Klienten befinden. Zu den Grundfähigkeiten der Craniosacral-Therapeuten gehört die Wahrnehmung der craniosacralen Rhythmen.

Seit dem Beginn der Corona-Impfkampagne in Deutschland habe ich zwei geimpfte Klienten behandelt. Die Erfahrungen bei diesen beiden mit mRNA-Impfstoff Geimpften waren für mich neu und zunächst erschreckend.

In bisher fünf durchgeführten Craniosacral-Behandlungen wiederholte sich beim Halten des Kopfes mit beiden Händen die Wahrnehmung, einen vollkommen hohlen, leeren Kopf zu halten. Das Äthergehirn und die Zirbeldrüse fühlten sich an wie «vertrocknet und verschrumpelt». Auch der sonst spürbare oberflächliche craniosacrale Rhythmus war nicht wahrnehmbar. Bei keinem meiner anderen Klienten, nach über 20-jähriger Erfahrung, hatte ich jemals solche Erlebnisse.

Nach den Behandlungen der mRNA-Geimpften taten mir beide Arme extrem weh, waren schwer, und ich konnte sie kaum heben. Auch das habe ich bei keiner Behandlung der letzten 20 Jahre erlebt."

Eine Heilpraktikerin schrieb, dass in der Dunkelfeldmikroskopie das Blut von Geimpften eine ähnliche Signatur wie bei Krebspatienten aufwies. In der Heileurythmie wurden manche geimpfte Patienten als „stumpf und abgeschlossen" erlebt, mit „Stagnation und Starre".

Auch Psychotherapeuten machten ähnliche Erfahrungen. Sie erreichten das Ich der Klienten nicht mehr so direkt wie früher. „Es fühlt sich an, als seien sie hinter einer Betonmauer," berichtete eine Therapeutin. Diese Phänomene sind aber nicht bei allen zu beobachten, „bei manchen spüre ich keinen Unterschied".

In dem Buch sammelte ich viele weitere Erfahrungen: Die Aura kann zusammengefallen und grau werden. Durch die Impfung kann der Mensch wie auseinandergerissen werden, teilweise steht er dann neben sich. Das Wesensgliedergefüge verschiebt sich.

Es zeigte sich, dass die vier genbasierten Corona-Impfstoffe in den westlichen Ländern insgesamt gesehen ein starker Angriff auf den physischen Leib und den Lebensenergieleib sind. Dadurch können diese für das Hereinwirken von Seele und Geist des Menschen blockiert werden. Auch der Engel und das Körperelementarwesen können belastet und weggedrängt werden. Das kann in der Folge im nachtodlichen Leben zu einer Erdgebundenheit und sehr langem Leid für den Verstorbenen führen.

Interessanterweise haben die Untersuchungen der Impfstoffe Sinopharm aus China und Sputnik V aus Russland keine solche massive Nebenwirkungen aus geistiger Sicht ergeben.

Natürlich sind die Wirkungen individuell unterschiedlich und können sich im Zeitverlauf verändern. Es gibt Menschen, die diese Art von Impfnebenwirkungen in einem großen Umfange verwandeln und überwinden können. Und es gibt Möglichkeiten, die Verarbeitung anzuregen.

Wir befinden uns in einer Art modernem „Religionskrieg": Es wird Materialismus eingeimpft

Insgesamt zeigte die Recherche für das Buch, dass die genbasierten Corona-Impfungen das bewirken, wovon der Geistesforscher Rudolf Steiner schon 1917 sprach: „Man wird die Menschen gegen die Anlage für geistige Ideen impfen." „Den materialistischen Medizinern wird man es übergeben, die Seelen auszutreiben aus der Menschheit."[100]

Die Corona-Impfungen haben, wie wir feststellen müssen, eine große spirituelle Dimension und bedeutsamen Einfluss auf die zukünftige Entwicklung der Menschheit. Wenn Menschen in ihren Leibern stärker verhärtet werden, sind sie für die real wirksame geistige Welt weniger erreichbar, das religiöse Gefühl, das Empfinden der Anwesenheit der göttlichen Welt nimmt ab. Eine solche Abgeschnittenheit führt letztlich zu mehr Materialismus und bereitet den Maschinen-Menschen vor, der vom Transhumanismus angestrebt wird. In meinem Buch „Corona-Impfungen aus spiritueller Sicht" werden all diese für das Verständnis notwendigen Zusammenhänge ausführlich dargestellt.

Seit der Veröffentlichung des Buches im Oktober 2021 sind bei mir sehr viele weitere Erfahrungen angekommen, die das bisher Gefundene unterstützen und ergänzen; Wahrnehmungen von mir und von Kolleginnen und Kollegen sowie Briefe mit Erfahrungsberichten:

Zum Beispiel schrieb eine junge spirituelle Frau:

> *„Als ich die Impfung zum ersten Mal intuitiv wahrgenommen habe, ohne noch viel darüber zu wissen, wie die dahinterliegende Technologie denn eigentlich funktio-*

niert, hatte ich ein eigenartig negatives Gefühl. Es kam mir vor wie eine seltsam metallische, kalte und reptilienartig wirkende Energie."

Eine Frau aus Bayern berichtete:

„Eine Freundin, die geimpft wurde, erzählt mir, dass sie ein halbes Jahr lang ganz abgeschnitten war von geistigen Erfahrungen, und dass jetzt, nach einem halben Jahr nach der Impfung, diese langsam wieder beginnen, allerdings nicht in demselben starken Maße, wie zuvor. Aber das nährt ja die Hoffnung, dass die Wirkungen der Impfung mit der Zeit verarbeitet werden können, wenn man am Leben ist und arbeitet."

Eine Therapeutin schrieb:

„Die geimpften Menschen meiner Arbeitsgruppe zeigten danach durchweg leichte bis sehr schwere Nebenwirkungen physischer Natur. Nach einiger Zeit fiel mir jedoch etwas, so für mich noch nie Wahrgenommenes, auf. Die Menschen welche ich betreute (46 an der Zahl) fühlten sich seltsam leer an, sie waren zudem nicht mehr schwingungsfähig. Scheinbar emotionale Reaktionen wirkten wie unbewusst ablaufende, konditionierte Muster ohne wirkliches Gefühl, ohne eine Schwingung."

In dem Buch „Corona-Impfungen aus spiritueller Sicht" ist auch beschrieben, wie in Folge der Impfung bestehende Schattenseiten der Seele stärker hervortreten und ungehemmter wirken können. Manche Menschen werden starrsinniger, unempathischer und aggressiver. Nach meiner Einschätzung wurde der dunkle Winter 2021 mit der Diskriminierung großer Teile der Bevölkerung auch durch die Massenimpfung befördert.

Die große Frage ist, ob und wenn ja, wie sich die Impfwirkungen im Laufe der Zeit von alleine abbauen? Leider kann ich dazu nichts Eindeutiges sagen, sondern nur einige Beobachtungen zusammentragen.

- Ich habe selbst erlebt und kenne viele Berichte, dass es deutliche und schnelle Verbesserungen gibt, sobald sich jemand um die Impfverarbeitung aktiv kümmert. Auch wenn jemand sich regelmäßig mit starken geistigen Heilkräften verbindet, können die Impfungen verarbeitet werden, auch dann, wenn sich der Mensch darauf nicht extra konzentriert.

– Es gibt Beschreibungen, dass besonders starke Effekte der Impfung auch ohne Zutun nach einigen Wochnen nachlassen, in dieser Zeit findet also eine gewisse Impfverarbeitung statt. Vermutlich handelt es sich hier aber nur um eine oberste Schicht.

– Übersinnliche Beobachtungen an geimpften Menschen zeigten auch, dass Wirkungen auf die Wesensglieder oftmals über Wochen unverändert bestehen bleiben.

– Längere vergleichende Beobachtungen sind aber kaum möglich, da nach der ersten Impfung oftmals die zweite und dritte Impfung kam, so dass man nicht mehr erkennen kann, was von der ersten Impfung „übriggeblieben" ist.

– Eine Kollegin berichtete, dass ihr eine Gemeinsamkeit bei Menschen auffiel, bei denen keine übersinnlichen Impfnachwirkungen wahrzunehmen waren: Zum Beispiel bei einer Nonne, einer Yogalehrerin und einem Berg- und Naturfreund, der dort seine spirituelle Heimat hat. Die reale geistige Verankerung spielt offensichtlich eine Rolle dabei, wie stark sich die Impfwesen im Menschen einnisten können.

– Diese Aussagen beziehen sich auf die übersinnlichen Wesensglieder des Menschen, zu körperlichen Nebenwirkungen können wir nichts sagen.

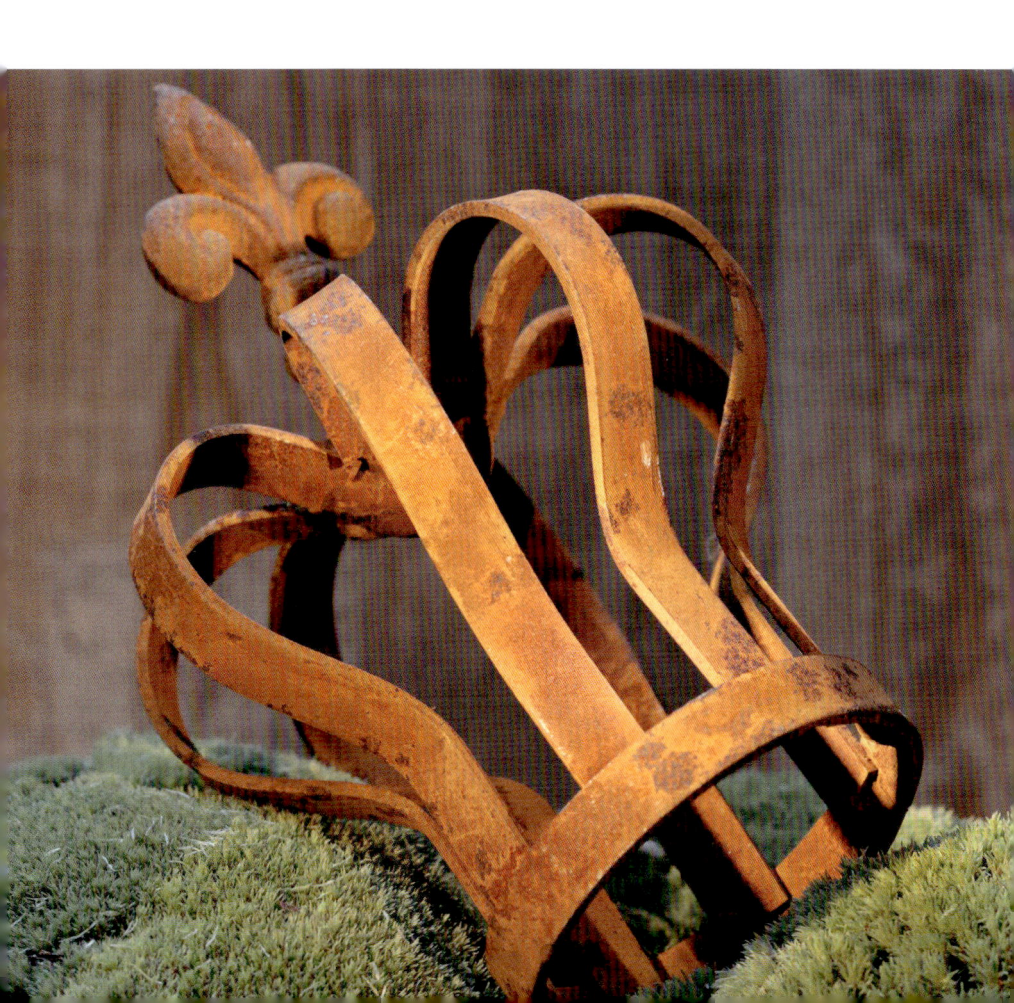

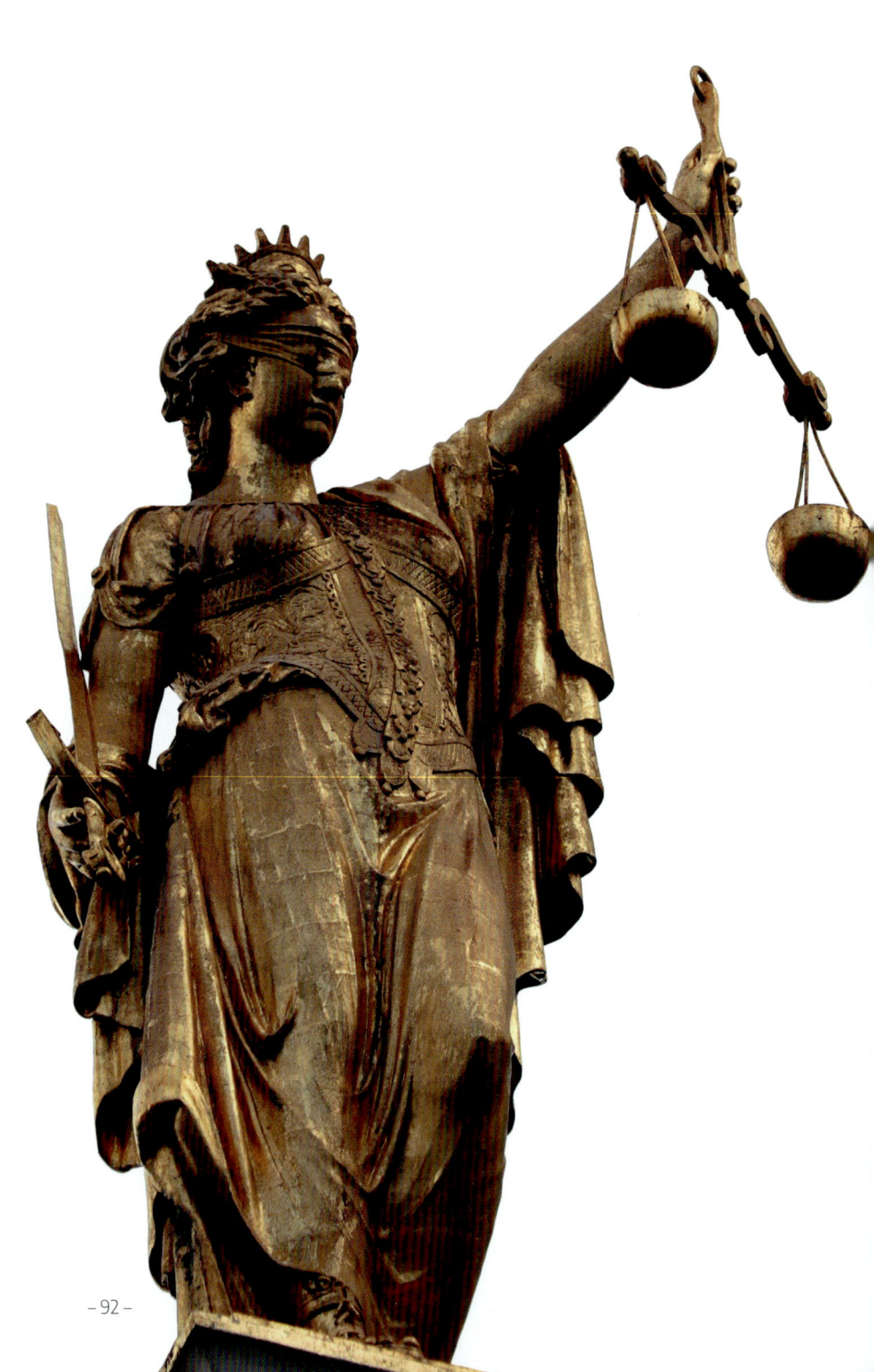

Menschenrechte und Impfzwang sind unvereinbar

Die Unantastbarkeit der Menschenwürde bedeutete bisher gerade auch die Unantastbarkeit des menschlichen Körpers.

Der Grundgedanke der Impfpflicht „der Einzelne muss sich impfen, um die Gemeinschaft zu schützen und Krankenhauskosten zu sparen" steht außerhalb der Grundlagen des freiheitlichen Rechtsstaats. Die Gemeinschaft darf nicht über den Einzelnen gestellt werden. Das Recht des Kollektivs darf nicht über die Freiheit des Einzelnen herrschen.

Wenn die Impfpflicht wirklich durchgesetzt wird, zerstört sie die Grundlagen unserer bisherigen Gesellschaft.

Impflicht markiert ein Ende einer freiheitlichen, rechtstaatlichen Demokratie

Aufgrund dieser grundsätzlichen Bedeutung kann man die Sturheit und Vehemenz der Befürworter der Impfpflicht verstehen.

Medizinisch ist die Impfpflicht unsinnig, da die Corona-Impfungen nach kurzer Zeit nicht mehr wirken und Geimpfte genauso erkranken und anstecken wie Ungeimpfte. Das ist seit Sommer 2021 bekannt. Doch das stört nicht, es geht anscheinend nicht um Logik oder Fakten, sondern es wirkt, als ginge es nur um das Prinzip, um die Aufhebung individueller Grundrechte.

Man muss sich darüber im Klaren sein: Diese Werteverschiebung wäre ein Dammbruch und würde in Zukunft viele weitere biologische Manipulationen anbahnen. „Im Sinne des Kollektivs" wäre es doch besser, wenn alle auch gegen Influenza, Keuchhusten, Gürtelrose, viele Krebsarten und unzählige weitere Krankheiten geimpft würden. Oder es wäre doch auch „im Sinne des Kollektivs", dass es eine Pflicht gibt, alle Embryos genetisch zu diagnostizieren und bei Behinderungen abzutreiben …

Im Folgenden trage ich Regelungen der Menschenrechte zusammen, die gegen eine Impfpflicht sprechen.

Deutlich sprach sich der ehemalige Innenminister Otto Schily am 01.12.2021 gegen eine Impfpflicht aus:

> *„In einer freiheitlich-rechtsstaatlichen Demokratie darf sich der Staat nicht anmaßen, dem einzelnen Menschen eine bestimmte ärztliche Behandlung aufzuzwingen. Das gilt umso mehr angesichts der Tatsache, dass es sich um neu entwickelte Impfmethoden handelt, deren Langzeitfolgen nach einem relativ kurzen Zeitabschnitt der Anwendung keineswegs abschließend verlässlich beurteilt werden können. Eine allgemeine Impfpflicht ist schlicht verfassungswidrig.“* [102]

Auch der indirekte Impfzwang ist verfassungswidrig

Es geht nicht nur um die formelle Impfpflicht, sondern auch um den indirekten Impfzwang. Sämtliche 2G- und 3G-Regeln, insbesondere 3G mit kostenpflichtigem Test, die Benachteiligung bei Quarantänepflichten sowie das Vorenthalten der Verdienstausfallentschädigung für Ungeimpfte sind mit dem Grundgesetz unvereinbar und verstoßen gegen die Grundrechte der Betroffenen. Das ist das Ergebnis eines 100-seitigen Rechtsgutachtens des Freiburger Staatsrechtlers Prof. Dietrich Murswiek, das im Auftrag der „Initiative freie Impfentscheidung e.V." erstellt wurde. „Alle Benachteiligungen Ungeimpfter müssen sofort aufgehoben werden – sie sind schlicht verfassungswidrig", so Murswiek. Das Gutachten ist hier: https://kurzelinks.de/g5z6

Allgemeine Impfpflicht ist verfassungswidrig

Im Auftrag des Vereins „Ärztinnen und Ärzte für individuelle Impfentscheidung e.V." hat Prof. Volker Boehme-Neßler, Lehrstuhl für Öffentliches Recht an der Universität Oldenburg, ein ausführliches Gutachten verfasst. Das Ergebnis ist eindeutig: Eine allgemeine Impfpflicht ist verfassungswidrig.

Das Gutachten ist hier: https://kurzelinks.de/w1wb

Impfpflicht steht im Widerspruch zu folgenden Gesetzen

Es tut gut, die Sammlung der folgenden Gesetzesartikel zu lesen und deren Kraft und Geist auf sich wirken zu lassen. Das stärkt den Rücken. Die Menschenrechte sind die Grundlage unseres Zusammenlebens und dürfen nicht in Vergessenheit geraten.

Allgemeine Erklärung der Menschenrechte der Vereinten Nationen[103]

Artikel 3

Jeder hat das Recht auf Leben, Freiheit und Sicherheit der Person.

Anm.: Eine Impfpflicht ist durch die Impfnebenwirkungen eine Verletzung und Tötung von Menschen durch den Staat. Dabei kommt es nicht auf die Anzahl der Opfer an.

Charta der Grundrechte der Europäischen Union (CHEU)[104]

Artikel 1

Würde des Menschen

Die Würde des Menschen ist unantastbar. Sie ist zu achten und zu schützen.

Anm.: Mit einer Impfpflicht verletzt und tötet der Staat unschuldige Menschen.

Artikel 3

Recht auf Unversehrtheit

(1) Jeder Mensch hat das Recht auf körperliche und geistige Unversehrtheit.

Anm.: Eine Zwangsimpfung ist ein Eingriff in die körperliche Unversehrtheit.

(2) Im Rahmen der Medizin und der Biologie muss insbesondere Folgendes beachtet werden:

a) die freie Einwilligung des Betroffenen nach vorheriger Aufklärung entsprechend den gesetzlich festgelegten Einzelheiten.

Anm.: Eine Impfpflicht ist das buchstäbliche Gegenteil einer freien Einwilligung des Betroffenen.

Artikel 10

Gedanken-, Gewissens- und Religionsfreiheit

(1) Jede Person hat das Recht auf Gedanken-, Gewissens- und Religionsfreiheit. Dieses Recht umfasst die Freiheit, die Religion oder Weltanschauung zu wechseln, und die Freiheit, seine Religion oder Weltanschauung einzeln oder gemeinsam mit anderen öffentlich oder privat durch Gottesdienst, Unterricht, Bräuche und Riten zu bekennen.

Anm.: Eine Impfpflicht wird auch aus religiösen Gründen abgelehnt und der menschliche Leib als Tempel Gottes angesehen.

Artikel 21

Nichtdiskriminierung

(1) Diskriminierungen, insbesondere wegen des Geschlechts, der Rasse, der Hautfarbe, der ethnischen oder sozialen Herkunft, der genetischen Merkmale, der Sprache, der Religion oder der Weltanschauung, der politischen oder sonstigen Anschauung, der Zugehörigkeit zu einer nationalen Minderheit, des Vermögens, der Geburt, einer Behinderung, des Alters oder der sexuellen Ausrichtung, sind verboten.

Anm.: Impfdruck und Impfpflicht, die mit Sanktionen versehen sind, sind eine Diskriminierung wegen einer „Religion", „Weltanschauung" oder „sonstiger Anschauung".

Internationaler Pakt über bürgerliche und politische Rechte[105]

Das ist ein völkerrechtlicher Vertrag, beschlossen am 16. Dezember 1966, der von 173 Staaten ratifiziert wurde.

Art. 7 Satz 2:

„Insbesondere darf niemand ohne seine freiwillige Zustimmung medizinischen oder wissenschaftlichen Versuchen unterworfen werden."

Anm.: Die Covid-Impfstoffe haben nur bedingte Zulassungen. Die klinische Wirksamkeit und die Sicherheit sind nicht hinreichend geprüft. Damit sind sie ein „medizinischer Versuch" im Sinne des Pakts.

Völkerrecht gilt unmittelbar in Deutschland

Art. 25 des Grundgesetzes für die Bundesrepublik Deutschland regelt die unmittelbare Verbindlichkeit des Völkerrechts:

„Die allgemeinen Regeln des Völkerrechtes sind Bestandteil des Bundesrechtes. Sie gehen den Gesetzen vor und erzeugen Rechte und Pflichten unmittelbar für die Bewohner des Bundesgebietes."

Anm.: Damit ist eine Impfpflicht oder ein Bußgeld, weil man eine Impfung verweigert, rechtswidrig und damit nicht anwendbar. In der Begründung eines Widerspruchs gegen eine staatliche Anordnung könnte man sich zum Beispiel auf Art. 7 Satz 2 ICCPR, Art. 3 CHEU und weitere berufen.

Grundgesetz der Bundesrepublik Deutschland

Art 1

(1) Die Würde des Menschen ist unantastbar. Sie zu achten und zu schützen ist Verpflichtung aller staatlichen Gewalt.

Anm.: Eine Impfpflicht bewirkt durch die Impfnebenwirkungen in jedem Fall die Verletzung und Tötung von Menschen.[106]

(2) Das Deutsche Volk bekennt sich darum zu unverletzlichen und unveräußerlichen Menschenrechten als

Grundlage jeder menschlichen Gemeinschaft, des Frie-
dens und der Gerechtigkeit in der Welt.

Anm: Art. 1 GG kann nicht eingeschränkt werden, auch nicht durch ein Impfpflicht-Gesetz.

Art 2

(2) Jeder hat das Recht auf Leben und körperliche Unver-
sehrtheit. Die Freiheit der Person ist unverletzlich.

Anm: Impfpflicht ist das Gegenteil von „unverletzlicher Freiheit" und ein zwangsweiser körperlicher Eingriff.

Art 3

(3) Niemand darf wegen seines Geschlechtes, seiner
Abstammung, seiner Rasse, seiner Sprache, seiner Heimat
und Herkunft, seines Glaubens, seiner religiösen oder politi-
schen Anschauungen benachteiligt oder bevorzugt werden.

Anm.: Impfdruck und Impfpflicht ist eine Diskriminierung wegen eines „Glaubens" und „religiöser und politischer Anschauung".

Art 4

(1) Die Freiheit des Glaubens, des Gewissens und die Frei-
heit des religiösen und weltanschaulichen Bekenntnisses
sind unverletzlich.

Anm.: Eine Impfpflicht wird von vielen Menschen aus religiösen Grün-den abgelehnt und der menschliche Leib als Tempel Gottes angesehen.

Art 6

(2) Pflege und Erziehung der Kinder sind das natür-
liche Recht der Eltern und die zuvörderst ihnen oblie-
gende Pflicht. Über ihre Betätigung wacht die staatliche
Gemeinschaft.

Anm: Eine Impfpflicht für Kinder ist ein Eingriff in das Erziehungs-grundrecht der Eltern.

Art 12

(1) Alle Deutschen haben das Recht, Beruf, Arbeitsplatz
und Ausbildungsstätte frei zu wählen.

Anm: Berufsverbote durch Impfpflicht widerspricht dem Grundrecht auf Berufsfreiheit.

Art 19

(2) In keinem Falle darf ein Grundrecht in seinem Wesens-gehalt angetastet werden.

Anm: Art. 19 GG schützt die Grundrechte. Diese dürfen in ihrem Wesensgehalt nicht durch einfache Gesetze angetastet werden.

Nürnberger Kodex zu medizinischen Experimenten am Menschen[107]

Der sogenannte Nürnberger Kodex ist eine zentrale ethische Richtlinie zur Vorbereitung und Durchführung medizinischer, psychologischer und anderer Experimente am Menschen. Er gehört seit seiner Formulierung in der Urteilsverkündung im Nürnberger Ärzteprozess (1946/47) zu den medizinethischen Grundsätzen in der Medizinerausbildung (ähnlich wie das Genfer Gelöbnis).

Die Covid-Impfstoffe haben nur bedingte Zulassung. Damit sind sie ein „medizinisches Experiment".

Der erste Punkt des Nürnberger Kodex lautet:

„1. Die freiwillige Zustimmung der Versuchsperson ist unbedingt erforderlich. Das heißt, dass die betreffende Person im juristischen Sinne fähig sein muss, ihre Einwilligung zu geben; dass sie in der Lage sein muss, unbeeinflusst durch Gewalt, Betrug, List, Druck, Vortäuschung oder irgendeine andere Form der Überredung oder des Zwanges, von ihrem Urteilsvermögen Gebrauch zu machen; dass sie das betreffende Gebiet in seinen Einzelheiten hinreichend kennen und verstehen muss, um eine verständige und informierte Entscheidung treffen zu können. Diese letzte Bedingung macht es notwendig, dass der Versuchsperson vor der Einholung ihrer Zustimmung das Wesen, die Länge und der Zweck des Versuches klargemacht werden; sowie die Methode und die Mittel, wel-

che angewendet werden sollen, alle Unannehmlichkeiten und Gefahren, welche mit Fug zu erwarten sind, und die Folgen für ihre Gesundheit oder ihre Person, welche sich aus der Teilnahme ergeben mögen. Die Pflicht und Verantwortlichkeit, den Wert der Zustimmung festzustellen, obliegt jedem, der den Versuch anordnet, leitet oder ihn durchführt. Dies ist eine persönliche Pflicht und Verantwortlichkeit, welche nicht straflos an andere weitergegeben werden kann."

Anm.: Die Bedingungen des Nürnberger Codex sind sehr klar und widersprechen einer Impfpflicht bzw. einem indirekten Impfzwang. Auf Basis des Nürnberger Codex gibt es weitere Erklärungen internationaler Organisationen, die die Medizin-Ethik der letzten Jahrzehnte prägten. Lorenzo Ravagli beschäftigt sich in seinem Aufsatz „Menschenrechte und Impfzwang" damit ausführlicher.[108]

Erklärung der UNESCO über Bioethik und Menschenrechte[109]

Die UNESCO ist eine rechtlich selbständige Sonderorganisationen der Vereinten Nationen. Ihr gehören derzeit 193 Staaten an, darunter Deutschland, Österreich, die Schweiz, Italien und Frankreich. Die Allgemeine Erklärung der UNESCO über Bioethik und Menschenrechte wurde am 19. Oktober 2005 von der 33. Generalkonferenz einstimmig angenommen.

Die UNESCO stellt klar, dass das Wohl des Einzelnen Vorrang vor dem Interesse der Gesellschaft hat.

Artikel 3 – Menschenwürde und Menschenrechte

1. Die Menschenwürde, die Menschenrechte und die Grundfreiheiten sind in vollem Umfang zu achten.

2. Die Interessen und das Wohl des Einzelnen sollen Vorrang vor dem alleinigen Interesse der Wissenschaft oder der Gesellschaft haben.

Zur Menschenwürde und den Menschenrechten gehören laut UNESCO die Selbstbestimmung und Verantwortung des Einzelnen:

Artikel 5 – Selbstbestimmung und Verantwortung des Einzelnen

Die Freiheit einer Person, selbständig eine Entscheidung zu treffen, für die sie die Verantwortung trägt und bei der sie die Entscheidungsfreiheit anderer achtet, ist zu achten. (...)

Artikel 6 – Einwilligung

1. Jede präventive, diagnostische und therapeutische medizinische Intervention hat nur mit vorheriger, freier und nach Aufklärung erteilter Einwilligung der betroffenen Person auf der Grundlage angemessener Informationen zu erfolgen. Die Einwilligung soll, wenn es sachgerecht ist, ausdrücklich erfolgen und kann durch die betroffene Person jederzeit und aus jedem Grund widerrufen werden, ohne dass die betroffene Person einen Nachteil oder Schaden erleiden darf.

2. Wissenschaftliche Forschung soll nur mit vorheriger, freier, ausdrücklicher und nach Aufklärung erteilter Einwilligung der betroffenen Person durchgeführt werden. (...)

3. In geeigneten Fällen von Forschung an einer Personengruppe oder einer Gemeinschaft kann zusätzlich die Zustimmung der gesetzlichen Vertreter der betroffenen Gruppe oder Gemeinschaft eingeholt werden. In keinem Fall soll die kollektive Zustimmung einer Gemeinschaft oder die Einwilligung des führenden Vertreters einer Gemeinschaft oder einer anderen Autorität die nach Aufklärung erteilte Einwilligung einer Einzelperson ersetzen.

Anm.: Eine Impfpflicht ist das Gegenteil der UNESCO Erklärung. Auch ein Beschluss der Vertreter einer Gemeinschaft – im Falle einer Impfpflicht des Parlaments – ersetzt nicht die Einwilligung jeder Einzelperson.

Resolution des Europarats 2021

Die Parlamentarische Versammlung des Europarats verabschiedete am 27. Januar 2021 eine Resolution mit dem Titel: „Covid-19-Impfstoffe: ethische, rechtliche und praktische Überlegungen". Darin spricht er sich dezidiert gegen eine Impfpflicht aus. Dem Europarat gehören 47 Staaten an. Daraus hervorgegangen ist der Europäische Gerichtshof für Menschenrechte (EGMR), der darüber wacht, dass die Europäische Menschenrechtskonvention von den Mitgliedsstaaten eingehalten wird.

In der Resolution heißt es:

> *Die Versammlung forderte die Mitgliedsstaaten und die Europäische Union dringend auf (...)*
>
> *7.3.1. sicherzustellen, dass die Bürger darüber informiert werden, dass die Impfung nicht obligatorisch ist und dass niemand unter politischen, sozialen oder sonstigen Druck gesetzt wird, sich impfen zu lassen, wenn er dies nicht wünscht;*
>
> *7.3.2. dafür zu sorgen, dass niemand diskriminiert wird, weil er nicht geimpft wurde, weil er mögliche Gesundheitsrisiken sieht oder nicht geimpft werden will; (...)*

Anm.: Dieser Beschluss war eine Leitlinie für die Mitgliedsländer. Auf Betreiben von österreichischen Mitgliedern des Europarates – Österreich hat eine allgemeine Impfpflicht zum 1.2.2022 eingeführt – verabschiedete der Europarat am 19. Januar 2022 eine neue Resolution, die nun offen für eine Impfpflicht ist. Die Europarat-Resolution von 2021 kann also nicht mehr als Argument verwendet werden.[110]

Strafrecht

Der Rechtsanwalt Friedemann Willemer untersucht in einem Aufsatz, die strafrechtliche Relevanz der Corona-Impfungen:[111]

> *„Es ist zu prüfen, ob sich die Politiker und die Verantwortlichen in den Behörden und Institutionen, die die von der Politik verordnete Impfung umsetzen, sowie die Journalisten und Redakteure in den Leitmedien insbesondere*

ARD und ZDF, die massiv mit dem Mittel der Diskriminierung und Diffamierung den impfunwilligen Teil der Bevölkerung zur Impfung zwingen wollen bzw. bereits gezwungen haben, sich einer Nötigung, einer gefährlichen, einer schweren oder einer Körperverletzung mit Todesfolge strafbar gemacht haben.

Die Handlungen könnten die Straftatbestände einer Nötigung § 240 StGB, einer vorsätzlichen Körperverletzung § 223 StGB, einer gefährlichen vorsätzlichen Körperverletzung § 224 StGB, einer schweren Körperverletzung § 226 StGB oder einer Körperverletzung mit Todesfolge § 227 StGB erfüllen.

Täter der strafbewehrten Handlung können sein die Politiker, die einen strafbewehrten Impfzwang ausüben. Beihilfe hierzu leisten alle Personen, die entweder die Impfungen durchführen oder in anderer Weise dazu beitragen, dass Menschen sich impfen lassen."

Anm.: Vom Rechtsempfinden ist das nachvollziehbar, wie aber eine rechtliche Durchsetzung des Strafrechts gehen könnte, kann ich derzeit nicht sehen.

Genfer Gelöbnis

Das Genfer Gelöbnis, das vom Weltärztebund 1948 verabschiedet und seither regelmäßig aktualisiert wurde, ist eine zeitgemäße Version des Eids des Hippokrates. Es ist in die Berufsordnung für die in Deutschland tätigen Ärztinnen und Ärzte übernommen. Es enthält den Satz:

„Ich werde, selbst unter Bedrohung, mein medizinisches Wissen nicht zur Verletzung von Menschenrechten und bürgerlichen Freiheiten anwenden."

Anm.: Es widerspricht also der medizinischen Ethik, wenn Ärztinnen und Ärzte durch die Umsetzung der Impfpflicht an der „Verletzung von Menschenrechten und bürgerlichen Freiheiten" mitwirken.

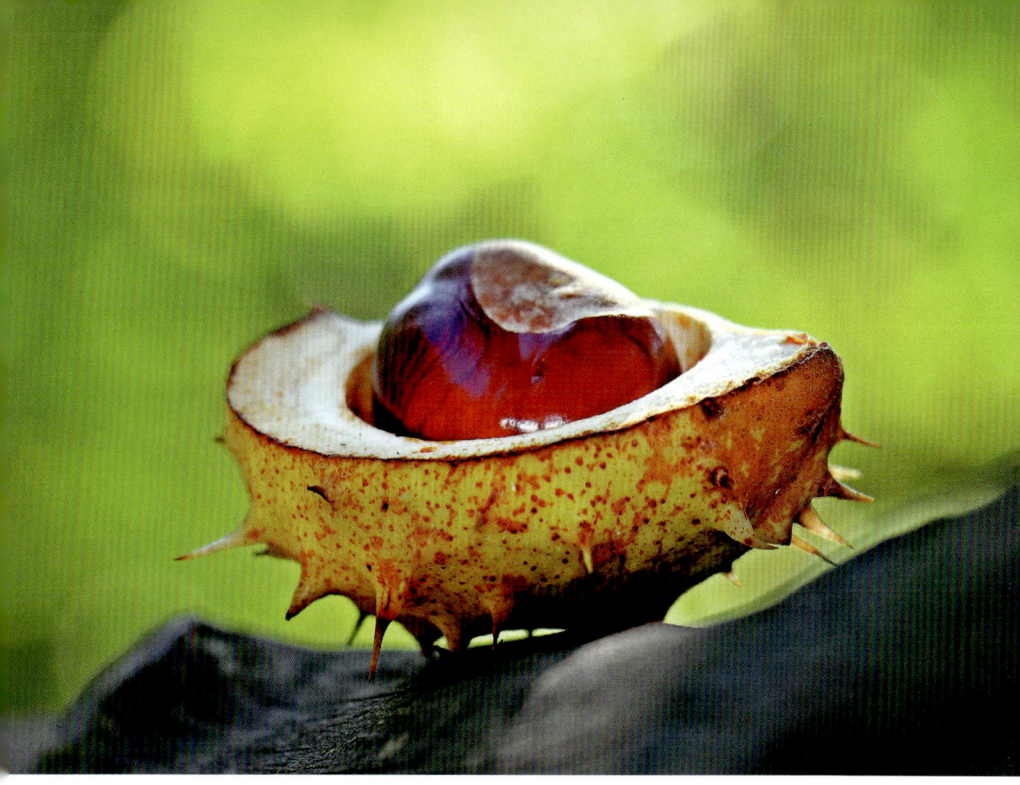

Teil 2

Handlungsmöglichkeiten

Die Vorschläge in diesem Buchteil wurden im Februar 2022 zusammengestellt. Da sich die die Dinge laufend weiterentwickeln, ist es möglich, dass einzelne Vorschläge zu einem späteren Zeitpunkt nicht mehr passen bzw. sich die Rahmenbedingungen geändert haben. Bitte das beim Lesen berücksichtigen.

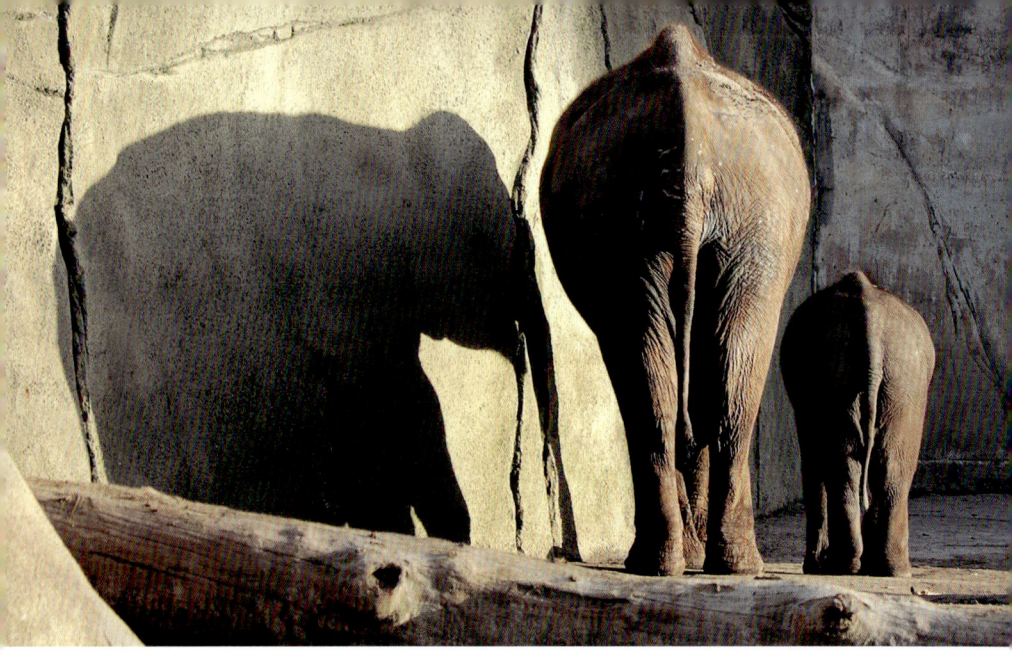

Aus der Opferrolle aussteigen – Plan B statt Erpressbarkeit

Am Wichtigsten erscheint mir, aus der Opferrolle auszusteigen. Solange man sich angegriffen und bedrängt fühlt, ist man schwach und reagiert. Im Empfinden der eigenen Würde und Souveränität entsteht Handlungskraft. Dazu kann Folgendes helfen.

Meditation und Seelenübungen

Am besten täglich etwas machen! Mein Büchlein „Spirituelle Notwehr in der Coronakrise – 28 Meditationen" beschreibt viele konkrete Übungen. Die 28 Meditationen und Seelenübungen stärken unsere Souveränität, Würde und geistige Anbindung und mögen beitragen, das kollektive Feld zu entspannen. Es sind Meditationen, um den Gefühlsraum zu klären, den Denkraum zu erhellen, die eigene soziale Positionierung zu klären, die Gesundheit zu stärken, den Tod zu integrieren und kollektive dunkle Impulse zu heilen.

Manipulationsmechanismen verstehen

Die Regierungen wendeten psychologische Werkzeuge an, um der Bevölkerung die Pandemiemaßnahmen zu verkaufen. Dabei spielte das "Nudging" (Anstupsen) eine zentrale Rolle. Die Kommunikationsstrategie der Regierung – die auf Anleitungen ihrer Verhaltenswissenschaftler beruhte – griff auf Angstmacherei, Beschämung und Sündenböcke zurück, um die Einhaltung von Beschränkungen und die Massenimpfung zu fördern. 55 britische Psychologen fordern in einem offenen Brief eine unabhängige parlamentarische Untersuchung dieser verdeckten psychologischen Strategien. Im Blog von Bastian Barucker ist dieser offene Brief und ein Gastbeitrag einer Psychologin, die Nudging genauer erklärt, zu finden.[112] Wer sich von den Regierungen und Medien bedrängt, manipuliert oder vergewaltigt fühlt, kann diese Texte lesen, um zu verstehen, wie er in diese Situation gekommen ist. Erkenntnis ist immer schon ein Stück Erlösung.

Plan B überlegen

Alternativen zu überlegen ist sehr wichtig, sonst ist man erpressbar. Am besten fängt man damit an, den schlimmsten Fall durchzuspielen.

– Was wäre, wenn man als nicht geimpfter Mensch tatsächlich die Arbeitsstelle verliert?

– Dann kann man Arbeitslosengeld beantragen. Wenn es finanziell nicht ausreicht, kann man vielleicht etwas dazu verdienen.

– Mit der gewonnenen freien Zeit kann man viel Sinnvolles machen. Ein Sabbatical ist eine gute Sache. Endlich kann man das tun, was man schon immer wollte, man aber bisher keine Zeit dafür hatte.

– Wenn der Arbeitgeber nicht solidarisch mit ungeimpften Mitarbeitern und Mitarbeiterinnen ist und diese zur Impfung drängt, warum soll man in einem solchen Unternehmen bleiben? Da besteht vielleicht ein darüberhinausgehendes Problem der menschlichen Achtung. Wäre es nicht sowieso besser, einen neuen Arbeitsplatz zu suchen?

– Vielleicht ist es sowieso gut, sein Leben zu ändern. Ein Glück, dass die Politiker diesen Impfdruck erzeugten, sonst wäre ich im alten Trott stecken geblieben.

– Was ist, wenn eine allgemeine Impfpflicht beschlossen und mit staatlicher Macht auch durchgesetzt wird?

Das ist eine ernste Frage. Das Deutschland, in dem wir aufgewachsen sind, gibt es so nicht mehr. Sehr viel Heimat ist schon verloren. Das macht sprachlos und ist schwer zu verdauen. Manipulation, Diskriminierung und Hetze sind üblich geworden und das gesellschaftliche Klima rau. Natürlich kann und soll es wieder besser werden. Aber wenn sich Deutschland noch mehr von der liberalen Demokratie verabschiedet und zu einem übergriffigen Staat wird, was dann machen? Darauf gibt es keine leichte Antwort. Eine Option wäre natürlich, auszuwandern in freieres und freundlicheres Land.

Bei Impfnötigung:
Brief an Arbeitgeber

Ab dem 15.03.2022 gibt es in medizinischen und pflegenden Einrichtungen eine Meldepflicht von Nicht-Geimpften durch den Arbeitgeber beim zuständigen Gesundheitsamt. Es ist nur eine Meldepflicht.

Dennoch gibt es Arbeitgeber, welche auf ungeimpfte Arbeitnehmer zugehen und ihnen mit Kündigung drohen, falls sie sich nicht impfen lassen.

Für die Arbeitnehmer, die nicht gewillt sind, dieser Impfnötigung nachzugeben hat Prof. Dr. jur. Martin Schwab zwei Schreiben vorbereitet, welche den Arbeitgeber auf die Unrechtmäßigkeit und Strafbarkeit seines Tuns hinweisen. Bei Impfnötigung begeben sich Arbeitgeber juristisch auf dünnes Eis mit hohen Haftungsrisiken.[113]

Hier finden Sie zwei Versionen eines solchen Schreibens an den Arbeitgeber zum Download in einer Word-Version. Sie können den Brief ergänzen und dann abschicken.

Musterschreiben: Impfung trotz Druck nicht zugestimmt:
https://kurzelinks.de/8ic9

Musterschreiben: Impfung unter Druck zugestimmt:
https://kurzelinks.de/gy5l

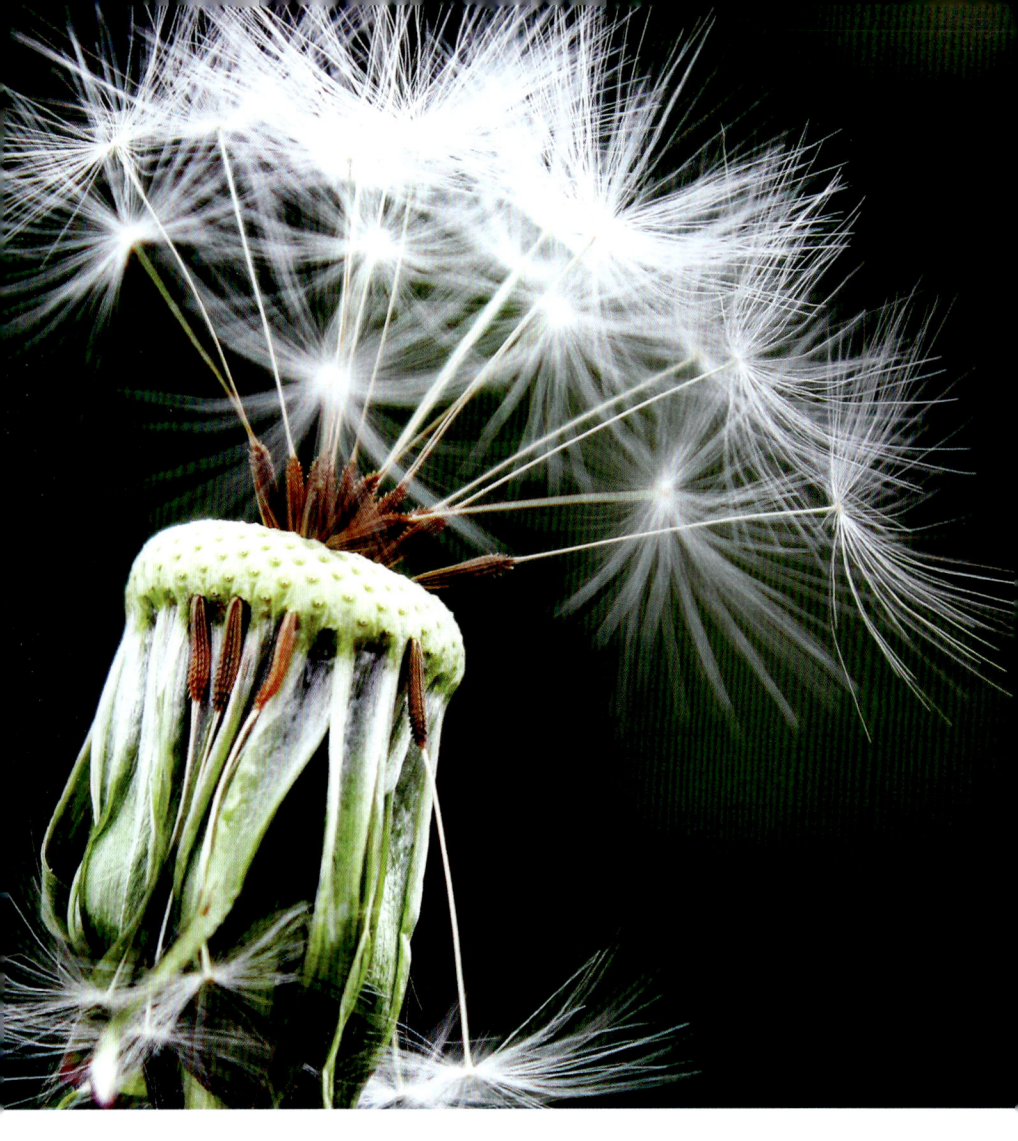

Immunität und Impfunfähigkeit

Inzwischen gibt es sehr viele Millionen Menschen, die Covid19 hatten und immun sind. Etwa 40% waren schon von vorneherein kreuzimmun durch frühere Infektionen mit Coronaviren.

Es gibt die Möglichkeit, eine Blutprobe auf Antikörper oder T-Zellen zu untersuchen. Bei einem entsprechenden Laborergebnis können Apotheken dann einen Genesenenstatus ausstellen, was aber eine Ermessensfrage ist. Informationen dazu gibt es unter: https://evidenzdervernunft.solutions

Eine nachgewiesene Immunität hilft in jedem Fall bei allen rechtlichen Auseinandersetzungen gegenüber einer Impfpflicht. Es ist ein starkes Argument. Bislang hat eine nachgewiesene Immunität in der Medizin immer ausgereicht. Warum das bei Covid19 nicht der Fall ist, und warum Immunisierte zur Impfung gedrängt werden, kann nicht erklärt werden. In jedem Fall freut sich die Pharmaindustrie darüber.

Impfunfähigkeitsbescheinigungen

Bei der Impfpflicht für medizinische und pflegerische Berufe sind ärztliche Impfunfähigkeitsbescheinigungen wichtig. Legt man eine solche dem Arbeitgeber vor, so muss dieser keine Meldung an das Gesundheitsamt schicken und man kann unbehelligt weiterarbeiten.

Eine Impfunfähigkeitsbescheinigung kann nur ein Arzt erstellen. Bei manchen Menschen ergibt sich eine Impfunfähigkeit aus der individuellen medizinischen Vorgeschichte: Zum Beispiel wegen Allergien, einem geschwächten Immunsystem, das die Impfung nicht verkraften kann oder wegen entzündlichen chronischen Erkrankungen, die zu einer Überraktion des Immunsystems führen könnten.

Alle Covid-19-Impfstoffe dürfen laut Herstellerangaben nicht angewendet werden, wenn man allergisch gegen den jeweiligen Wirkstoff oder einen sonstigen Bestandteil des Impfstoffs ist. Das kann ein Allergologe abklären. Ein Facharzttermin zu bekommen, benötigt aber Zeit.

Für den Fall, wenn man nicht sicher sagen kann, dass man nicht allergisch ist, bietet www.liberation-express.de die Möglichkeit an, sich eine auf sechs Monate begrenzte Impfunfähigkeitsbescheinigung ausstellen zu lassen, bis eine Abklärung beim Facharzt stattgefunden hat. Das hört sich schlüssig an. Es ist aber nicht sicher, ob die von liberation-express vermittelten vorläufigen Impfunfähigkeitsbescheinigungen anerkannt werden, es läuft eine Klage dagegen (Stand Febr. 2022). Bei Interesse bitte den aktuellen Stand selbst in Erfahrung bringen.

Die Überweisung an einen Allergologen und die Ausstellung einer vorläufigen Impfunfähigkeitsbescheinigung ist in jedem Fall bedenkenswert und könnte dem Hausarzt vorgeschlagen werden, wenn man eine allergische Reaktion vermutet.

Am 10. Febr. 2022 lehnte das Bundesverfassungsgericht eine einstweilige Verfügung gegen die institutionelle Impfpflicht ab, diese kann also am 15. März in Kraft treten. (Davon unbenommen findet das Hauptverfahren beim Bundesverfassungsgericht statt.) Die Urteilsbegründung könnte für die Begründung einer Impfunfähigkeit verwendet werden. Der Rechtsanwalt Ralf Ludwig hat folgenden Mustertext verfasst.

Ärztliches Zeugnis

nach § 20a Absatz 2 Nummer 3 Infektionsschutzgesetz (IfSG) über das Vorliegen einer

medizinischen Kontraindikation zur Durchführung von Schutzimpfungen gegen das Coronavirus SARS-CoV-2

zur Vorlage beim Arbeitgeber.

Hiermit wird für nachfolgende Person bescheinigt:
Gem. Beschluss des Bundesverfassungsgerichts Az. 1 BvR 2649/21 vom 10. Februar 2022 löst eine Impfung körperliche Reaktionen aus und kann das körperliche Wohlbefinden der nachfolgenden Person jedenfalls vorübergehend beeinträchtigen. Im Einzelfall können auch schwerwiegende Impfnebenwirkungen eintreten, die im extremen Ausnahmefall auch tödlich sein können (vgl. Sicherheitsbericht des Paul-Ehrlich-Instituts vom 7. Februar 2022 –Verdachtsfälle von Nebenwirkungen und Impfkompli-

kationen nach Impfung zum Schutz vor COVID-19 seit Beginn der Impfkampagne am 27. Dezember 2020 bis zum 31. Dezember 2021 – S. 5, 8 f., 28 ff.). Eine erfolgte Impfung ist irreversibel. Aus dem vorgenannten Grund kann eine Impffähigkeit nicht positiv festgestellt werden. Jedenfalls kann nicht mit Sicherheit ausgeschlossen werden, dass bei der nachfolgenden Person eine schwere Impfnebenwirkung eintreten kann oder die Impfung tödlich verläuft.

Angaben zur Person:

Name, Vorname

Geburtsdatum

Anschrift

Ort, Datum feststellende(r) Arzt/Ärztin

Erläuterung:

– Mit diesem Dokument kann der Arzt eine Bescheinigung ausstellen, die ihn unangreifbar macht. Er wiederholt nur die Feststellungen des Bundesverfassungsgerichts.

– Der Arbeitgeber muss dieses Schreiben akzeptieren. Dadurch hat er ein Dokument, das ihm erlaubt, einen ungeimpften Mitarbeiter weiterzubeschäftigen und muss keine Meldung an das Gesundheitsamt schicken.

– Das Gesundheitsamt wiederum kann der festgestellten möglichen Kontraindikation nicht widersprechen, da diese vom Bundesverfassungsgericht anerkannt ist.

– Somit müsste ein spezieller Facharzt beauftragt werden, der die Eigenverantwortung dafür übernimmt, dass bei der konkreten Impfung kein Schaden entstehen kann. Der schwarze Peter liegt dann bei dem Arzt, der positiv feststellen muss, dass demjenigen, der einen Impfnachweis vorlegen soll, nichts passiert. Das heißt der Amtsarzt muss nach einer Untersuchung die persönliche Haftung übernehmen. Oder er bestätigt das Bundesverfassungsgericht und erklärt ebenfalls, dass keine uneingeschränkte Impffähigkeit besteht.

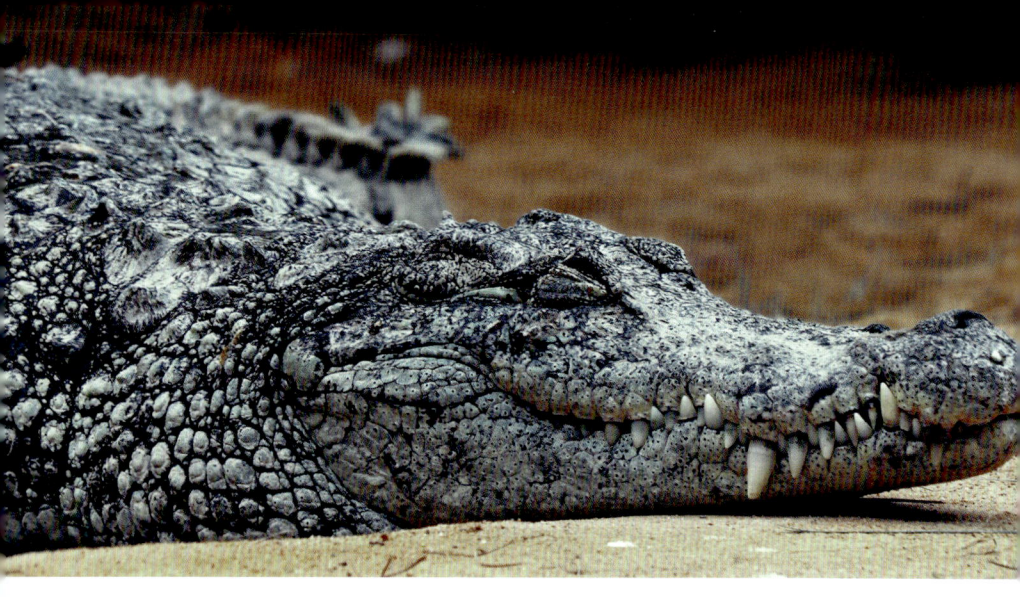

Impfpflicht für medizinische und pflegende Berufe: Kühlen Kopf bewahren und aussitzen

Wie umgehen mit der Impfpflicht für Gesundheitsberufe ab 15. März 2022?

– Niemand wird zum Impfen gezwungen.

– Der Arbeitgeber muss dich weder freistellen, noch muss er dich kündigen. Er kann sich auch vor sein nicht geimpftes Personal stellen.

– Nur das Gesundheitsamt kann mögliche Schritte einleiten (ev. Bußgeld oder Betretungsverbot).

– Das kann Wochen und Monate dauern.

– Einzelne Bundesländer und Landkreise haben schon angekündigt, dass sie diese Impfpflicht nicht umsetzen werden.

– Die Impfpflicht ist derzeit befristet auf den 31.12.2022. Die neun Monate kann man aussitzen!

Der Rechtsanwalt Uwe Haug fasst es gut zusammen:

„Wenn man das Gesetz zum ersten Mal liest, kann man schon den Eindruck bekommen, dass die Beschäftigten in Heilberufen und Pflegeberufen nun massenhaft arbeitslos werden. Liest man das Gesetz aber zum zweiten und zum dritten Mal, fällt auf, dass der Gesetzgeber erstaunlich viele Hintertüren eingebaut hat, durch die man leicht entschlüpfen kann. Diese Hintertüren sind keine Konstruktionsfehler. Sie sind vom Gesetzgeber wahrscheinlich sogar mit Absicht eingebaut worden. Es ist nach meiner Auffassung nämlich überhaupt nicht beabsichtigt, Angehörigen der Heilberufe und Pflegeberufe die Arbeit zu verbieten. Das Gesetz soll die Leute nur in Panik versetzen,

damit sie sich schleunigst impfen lassen. Dazu besteht aber kein Anlass. Nach meiner Rechnung wird den allermeisten überhaupt nichts passieren.“

Ein Überblick zu § 20a Infektionsschutzgesetz (IfSG)[114]

Im Folgenden versuche ich die wichtigsten Punkte zusammenzufassen von Stand Anfang Februar 2022. Die Rechtsauslegung und Anwendung des Gesetzes entwickelt sich immer weiter, deshalb habe ich weiter unten einige Informationsquellen angegeben, die helfen, sich auf dem Laufenden zu halten.

– Das Gesetz bezieht sich auf alle medizinischen, therapeutischen und pflegenden Berufe, die Liste der Betroffenen ist sehr lang. Es betrifft nicht nur Krankenhäuser, Arztpraxen, sondern auch Heilpraktiker und Therapeuten aller Art und Mitarbeiter von Pflegeheimen, ambulante Pflegedienste und Behinderteneinrichtungen. Es gilt auch für selbstständige Mitarbeiter.

– Es gibt aber keine automatische Impfplicht zum 15. März 2022, sondern nur eine Meldepflicht. Das Gesundheitsamt kann gegenüber nicht-geimpften Mitarbeitern ein Arbeitsverbot aussprechen. Die „Kann-Regelung“ in § 20a Abs. 5 IfSG lässt den Gesundheitsämtern Spielraum, eine Versorgungs- und Pflegekatastrophe abzuwenden. Es ist sehr unwahrscheinlich, dass Gesundheitsämter Arbeitsverbote aussprechen, wenn der damit verbundene Personalausfall die Versorgung der Patienten gefährdet.

– Mit dem Gesetz zur einrichtungsbezogenen Impfpflicht wird vor allem der Impfdruck noch weiter erhöht, um noch mehr Menschen in die Impfung hineinzutreiben. Diesen Druck sollte man möglichst an sich vorbeifließen lassen.

– Das Gesetz läuft automatisch zum 31.12.2022 ab. Diese Ablaufregelung ist unbekannt, da sie versteckt ist. (Erläuterung in der Anmerkung)[115]

– Das Netzwerk Kritische Richter und Staatsanwälte fasst zusammen:

„Unternehmen und Einrichtungen, die ihre Beschäftigten und die sonst bei ihnen Tätigen unabhängig von

ihrem Impfstatus weiterbeschäftigen wollen, können dies zunächst ohne Bußgeldrisiko und ohne gegen ein gesetzliches Verbot zu verstoßen, auch über den 16. März 2022 hinaus tun. Sie müssen lediglich unverzüglich nach Ablauf des 15. März 2022 an die zuständige Behörde melden, welche bei ihnen tätige Personen ggf. die erforderlichen Nachweise (Impf- oder Genesenennachweis oder Impfunfähigkeitsbescheinigung) nicht vorgelegt haben.

Ein Verbot, weiter der Tätigkeit nachzugehen, greift für diese Personengruppe erst und nur dann ein, wenn das Gesundheitsamt nach einem zweistufigen Verfahren gegenüber dem Betroffenen, der nicht geimpft oder genesen ist, ein konkretes Betretungsverbot ausspricht. Erst dieses führt dazu, dass der Betroffene seine Arbeitsleistung nicht mehr erbringen oder seine Tätigkeit nicht mehr ausüben kann. Erst dann ist es nicht mehr zulässig und mit Bußgeld bedroht, Betroffene weiter einzusetzen.

Dieses Tätigkeits- oder Betretungsverbot ergeht aber nicht automatisch, ganz im Gegenteil: Anders, als dies in der Öffentlichkeit suggeriert wird, tritt ein solches Verbot nicht als gesetzliche Folge einer fehlenden Immunisierung ein. Das Gesundheitsamt „kann" diese Folge lediglich aussprechen, es muss es nicht tun (§ 20a Abs. 5 Satz 3 IfSG).

Ist zum Beispiel die Funktionsfähigkeit der Pflegeeinrichtung, des Unternehmens, der Arztpraxis, der Versorgung der Bevölkerung, der Rehabilitation usw. bedroht, könnte es auch rechtlich möglich oder sogar geboten sein, gerade kein Betretungsverbot auszusprechen.

Die Einrichtungen und Unternehmen können die bei ihnen Tätigen sowohl gegenüber dem Gesundheitsamt als auch im möglichen Eilverfahren vor dem Verwaltungsgericht unterstützen, indem sie die drohenden Folgen eines etwaigen Betretungsverbots für ihren eigenen Betrieb und für die Versorgung ihrer Klienten und der Bevölkerung darstellen."[114]

Konkrete Handlungsschritte sind also:

– **Arbeitssuchend melden:** Ab sofort: Es ist sinnvoll, sich beim Arbeitsamt ab sofort arbeitssuchend zu melden (aber auf keinen Fall selbst kündigen!). Das ist einerseits ein Willensausdruck und andererseits eine gewisse Absicherung gegenüber dem Arbeitsamt. Wenn ein Arbeitsverhältnis endet, muss man sich drei Monate vorher beim Arbeitsamt melden, um nicht für eine Woche vom Arbeitslosengeld gesperrt zu werden. Das gilt aber nur, wenn es einen ausgesprochenen Beendigungstermin gibt, was jetzt aber noch nicht der Fall ist. Musterbriefe gibt es bei: www.klagepaten.de

– **Meldung des Arbeitsgebers am 16.3.2022:** Der Arbeitgeber hat dem örtlichen Gesundheitsamt zu melden, welche Arbeitnehmer keinen Impf- oder Genesenennachweis oder Impfunfähigkeitsbescheinigung vorgelegt haben. Diese Meldung sollte von einer ausführlichen Begründung begleitet werden, warum die Arbeitnehmer zur Gewährleistung der medizinischen oder pflegerischen Versorgung unabdingbar sind – zum Beispiel weil der Eintritt eines Pflegenotstandes droht, was unterlassene Hilfeleistung bedeuten könnte – oder die Tätigen aus anderen Gründen unentbehrlich sind. „Ich muss meine Mitarbeiter weiter beschäftigen, ansonsten ist die Versorgungssicherheit gefährdet und ich möchte mich nicht strafbar machen." Rechtlich kann man sich auf einen rechtfertigenden Notstand gemäß § 34 Strafgesetzbuch berufen.

– **Eventuell keine Meldung schicken:** Wenn ein Arbeitgeber dem Gesundheitsamt keine Meldung schickt, so bedeutet das unausgesprochen, dass alle Arbeitnehmer eine Bescheinigung vorgelegt haben. Wenn der Arbeitgeber dem Gesundheitsamt die „Benachrichtigung nicht, nicht richtig, nicht vollständig oder nicht rechtzeitig" übermittelt, so ist das eine Ordnungswidrigkeit (§ 73 Abs. 1a Nr. 7e IfSG). Diese Ordnungswidrigkeit kann mit einer Geldbuße bis maximal 2.500,- Euro geahndet werden (§ 73 Abs. 2 IfSG). Wie die Gesundheitsämter kontrollieren, ist noch unklar. Bei einer konkreten Anzeige, zum Beispiel durch einen Patienten, werden sie sicherlich aktiv werden.

– Was passiert nach der Benachrichtigung des Gesundheitsamtes? Dies ist in § 20 a Abs. 5 IfSG geregelt. Das Gesundheitsamt schickt dem gemeldeten Arbeitnehmer einen Brief mit der Aufforderung dem Gesundheitsamt einen Impf- oder Genesenennachweis vorlegen. Die Anforderung muss mit einer angemessenen Frist versehen sein. Legt der Arbeitnehmer einen Nachweis „nicht, nicht richtig, nicht vollständig oder nicht rechtzeitig vor", so ist das eine Ordnungswidrigkeit (§ 73 Abs. 1a Nr. 7h IfSG), die mit einem Bußgeld von maximal 2.500,- Euro geahndet werden kann (§ 73 Abs. 2 IfSG).

– Beschäftigungsverbot: Wenn dem Gesundheitsamt nichts geschickt wird, „kann" es ein Betretungs- oder Beschäftigungsverbot aussprechen (§ 20 a Abs. 5 Satz 3 IfSG). Wie lange das dauert, hängt sicherlich von der Anzahl der Fälle und von den abzusehenden Auswirkungen auf das Gesundheitswesen ab.

– Gesundheitsämter sind überlastet: Da die Gesundheitsämter überlastet sind, werden sie vermutlich häufig erst einmal nichts machen. Das ist zumindest die Einschätzung des Deutschen Städtetages in seiner Stellungnahme zu dem Gesetz:

> *„Die Gesundheitsämter sind durch die Bekämpfung der 4. Welle belastet wie nie zuvor. Es ist zu vermuten, dass die Arbeitsbelastung der Gesundheitsämter auch über den 15. März 2022 als Stichtag für die Einführung einer Impfpflicht anhalten wird. Dies wird dazu führen, dass die im Gesetzentwurf vorgesehenen aufwändigen Verwaltungsverfahren zu einem Betretungs- oder Tätigkeitsverbot nicht zeitnah nach Eingang der Arbeitgebermeldungen begonnen werden können. Aufgrund der gebotenen Priorisierung werden die Gesundheitsämter zunächst weiterhin vollständig mit der Eindämmung der Epidemie über Kontaktnachverfolgung, dem Betrieb von kommunalen Impfstellen, den Ausspruch und die Kontrolle der Einhaltung von Quarantänen und vielem mehr belastet werden. Die Verwaltungsverfahren wegen Verstoßes gegen die Impfpflicht werden vermutlich zunächst nicht zu Betretungs- oder Tätigkeitsverboten führen."[114]*

– **Erfolgt ein Betretungs- und Beschäftigungsverbot, so sollte man sich dagegen rechtlich wehren.** Es handelt sich um ein verfassungswidriges Gesetz. Bei klagepaten.de gibt es dann sicherlich Mustertexte für einen Widerspruch. Ein Widerspruch und eine Anfechtungsklage hat keine aufschiebende Wirkung (§ 20 a Abs. 5 Satz 4 IfSG).

– **Anspruch auf Arbeitslosengeld:** Das „Netzwerk Kritische Richter und Staatsanwälte" ist der Ansicht, dass ein Beschäftigungsverbot durch das Gesundheitsamt zu einem Anspruch auf Arbeitslosengeld führt, auch wenn es Interpretationsmöglichkeiten gibt.[114]

Weitere rechtliche Informationen:

– Fundierte Analysen des Impfpflicht-Gesetzes gibt es vom Verein „KRiStA – Netzwerk Kritische Richter und Staatsanwälte n. e. V.": https://kurzelinks.de/8nev

– Auf der Seite „Anwälte für Aufklärung" (https://afaev.de/) gibt es eine Handreichung zum Impfplicht-Gesetz: https://kurzelinks.de/2hso sowie ein Arbeitspapier „Handlungsalternativen für Selbständige": https://kurzelinks.de/mr50

– Der Rechtsanwalt Alexander Christ hat eine Serie mit Audios erstellt und bespricht viele praktische Fragen: https://kurzelinks.de/d4rf

– Bei www.klagepaten.de gibt es Musterbriefe.

– FAQ Covid-Impfpflicht der Initiative freie Impfentscheidung e.V.: https://kurzelinks.de/si2i

– Interview mit Rechtsanwalt Uwe Haug: https://kurzelinks.de/gs6x

– Videos der Rechtsanwältin Ellen Rohring: https://kurzelinks.de/p9aj

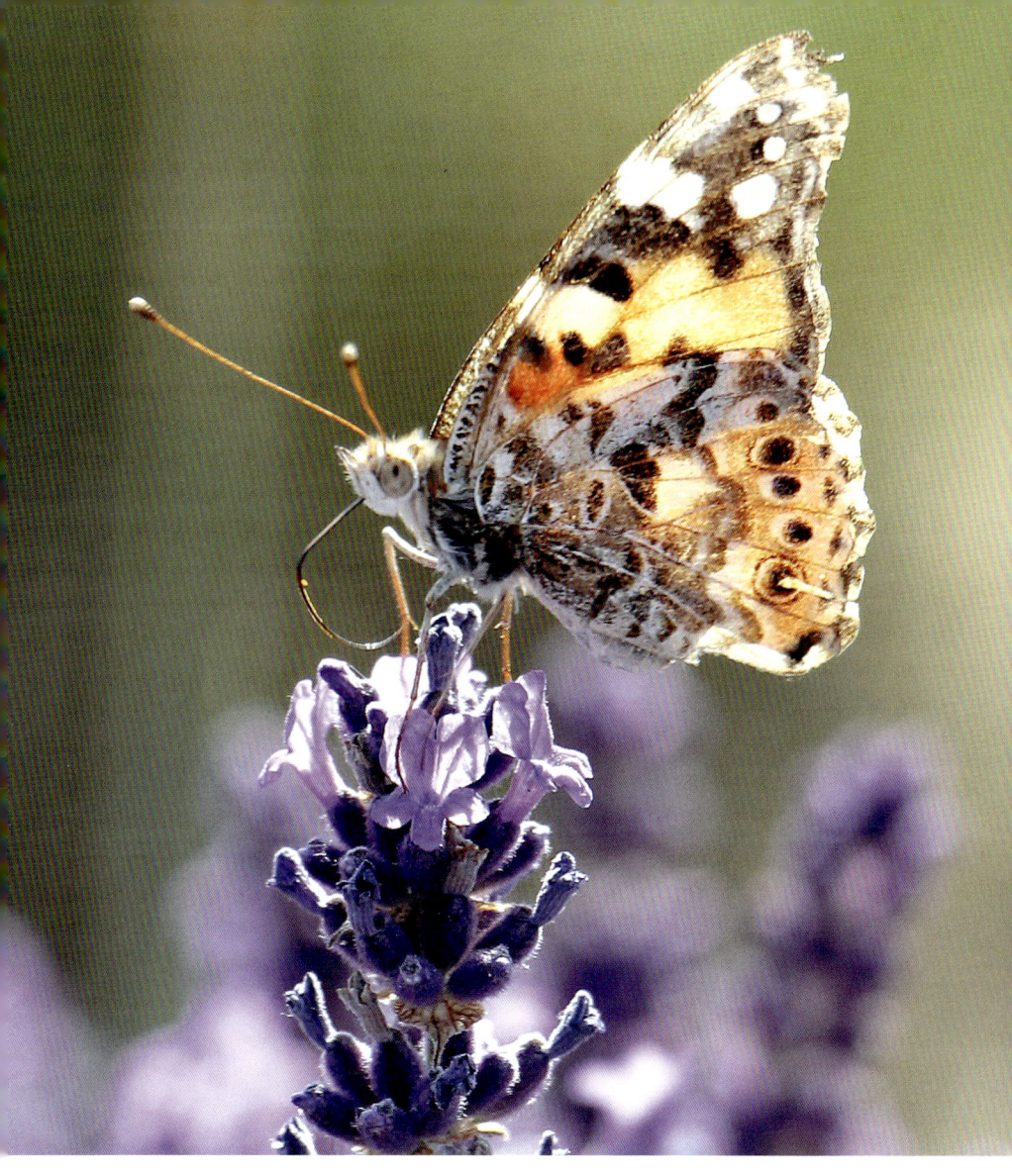

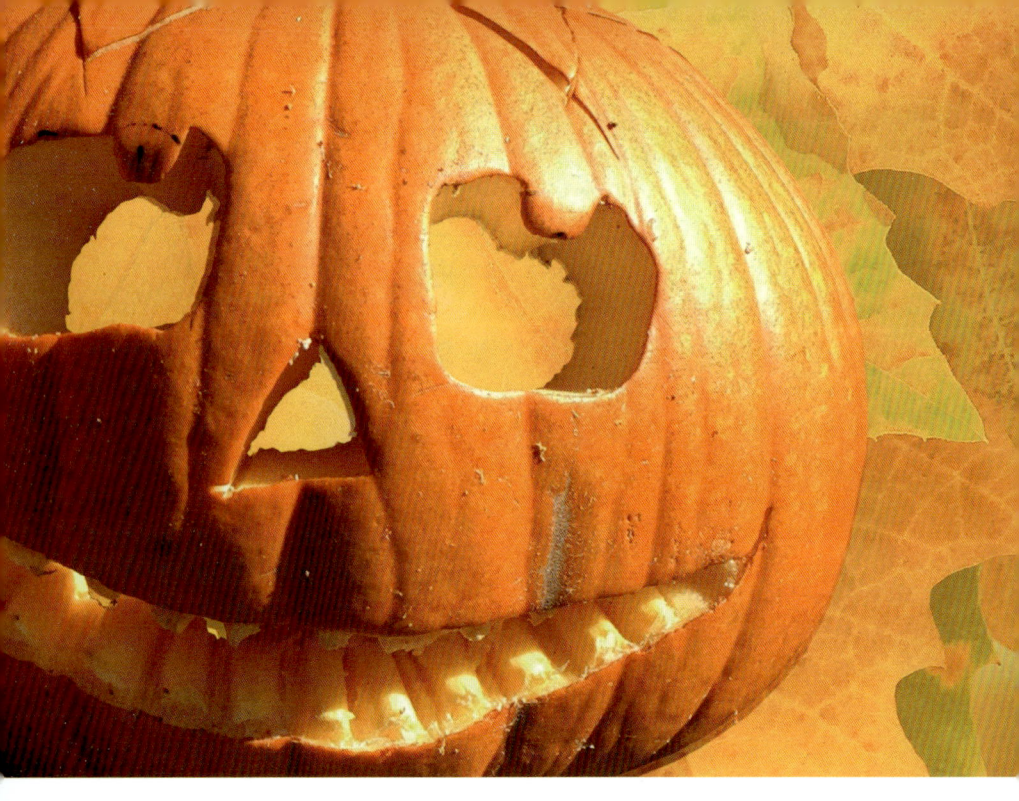

Impfen ist vergebliche Hoffnung

Doch impfen lassen, um dem Druck zu entweichen?

Viele überlegen, sich doch impfen zu lassen, obwohl sie das gar nicht wollen – um arbeiten zu können, um Verwandte im Altersheim oder Krankenhaus besuchen zu können, um die nervenden Kinder zu besänftigen oder um die Ehe zu retten. Das sind alles echte und gute Gründe.

Wer aber meint, dass eine Impfung hier hilft, sollte sich klarmachen, dass es dafür keine Rechtssicherheit gibt. Die Regierung kann willkürlich entscheiden, wie wir es in den letzten zwei Jahren immer wieder erlebt haben.

Willkürliche Halbierung des Genesenstatus

Am 15.1.22 wurde über Nacht die Dauer des Genesenen-Status von der deutschen Regierung, mittels des weisungsgebundenen Robert Koch Institut (RKI), von sechs Monaten auf drei Monate halbiert und die Johnson & Johnson-Impfung für ungültig erklärt. Die Bundesregierung bestätigte auf Nachfrage in der Bundespressekonferenz, dass es keinen Bestandsschutz gibt:[116]

Es ist also egal, was einmal auf dem Impf- oder dem Genesenenzertifikat stand: Das gilt nicht mehr. Unter welchen Voraussetzungen man sich für die Impfung mit Johnson & Johnson entschlossen hat, auch das gilt nicht mehr. Johnson-Geimpfte sind plötzlich wieder auszugrenzende Impfverweigerer. Man darf sich getrost als betrogen fühlen.

Der Pressesprecher des Bundesgesundheitsministerium Hanno Kautz war ehrlich: Man könne die Verkürzung des Genesenenstatus „auch als Anreiz sehen, sich impfen zu lassen".

Diese rechtswidrige Entscheidung widerspricht aller medizinischen Erfahrung. Die natürliche Immunität wirkte schon immer umfassender, stärker und länger als Impfungen. Geradezu zynisch ist, dass zur gleichen Zeit das Paul-Ehrlich-Institut (RKI), das auch dem Bundesgesundheitsministerium unterstellt ist, eine Studie zur Dauer der Immunität von Genesenen veröffentlichte. Die Untersuchungen ergaben, dass Genesene ein langanhaltendes Immun-Gedächtnis in ihrem Körper ausbilden. Die Forscher konnten Antikörper „über mehr als 430 Tage nach der Infektion" nachweisen, „ohne dass ein Endpunkt absehbar war".[117] Entsprechend dieser Studie müsste der Genesenenstatus auf mindestens 1,5 Jahre verlängert werden!

Seine Verkürzung kann als ein Akt der psychologischen Kriegsführung gegen die Bevölkerung verstanden werden. So wurden viele Millionen Menschen in einem überraschenden Willkürakt ihrer Grundrechte beraubt: Ein weiterer Versuch, Menschen seelisch zu zerrütten und zur Impfung zu treiben.

Andreas Neider hat zusammengetragen, wie es zu dieser Entscheidung kam und wie dabei der Bundesrat an der Nase herumgeführt wurde. Wer sein Vertrauen in die demokratischen Institutionen verlieren will, sollte das lesen: https://kurzelinks.de/l3cg

Der Journalist Norbert Häring fasst zusammen:

> *„Der Zweck der überfallartigen Aktion ist offenkundig. Durch die weniger gefährliche, aber besonders ansteckende Omikron-Variante «droht» ein großer Teil der Bevölkerung ohne (Nach-)Impfung immunisiert zu werden. Das wollen die Regierenden nicht zulassen, denn Kanzler Scholz hat es sich erklärtermaßen zur Berufung gemacht, ein hartes Corona-Regime zu exekutieren, einschließlich Impfzwang und ohne rote Linien. Also wird der Genesenenstatus so stark verkürzt, dass er praktisch nichts mehr bringt und man sich unnötiger Weise trotzdem wiederholt impfen lassen muss, um am gesellschaftlichen Leben teilnehmen zu dürfen.*

> *Und das alles passiert zu einer Zeit, in der die seit einem Monat rückläufige Anzahl der Covid-Patienten auf Intensivstation auf den Tiefststand zwischen zweiter und dritter Welle gefallen ist.*

> *Das ist Willkürherrschaft. Es hat mit Demokratie und Rechtsstaatlichkeit nichts mehr zu tun, und auch mit Gesundheitsschutz nicht."*[118]

Norbert Häring geht auch der Frage nach, wie es den anderen Geimpften ergehen wird:

> *„Dass es nur noch eine Frage der Zeit ist, bis auch Menschen, deren letzte Impfung mehr als sechs Monate her ist, per Behördenbeschluss die meisten ihrer Grundrechte verlieren, deutet das PEI bereits an mit der fettgedruckten Warnung:*
>
> *«Hinweis: Derzeit sind noch keine Angaben zu Auffrischimpfungen und entsprechenden Intervallzeiten veröffentlicht.»*
>
> *Die Betonung liegt auf «derzeit».“*

Wenn wir solche Zustände sang- und klanglos akzeptieren, könnte uns die düstere Zukunft drohen, die Norbert Häring in einem weiteren Beitrag ausführt: „Das Impfpass-Kontrollregime wird zur Dauereinrichtung" (https://kurzelinks.de/9nby)

Grundrechte wird es nur mit Impfabonnement geben

Wer sich überlegt, sich impfen zu lassen, tut das, weil er meint, damit bestimmte Rechte für einen bestimmten Zeitraum zu erhalten. Diese Überlegung geht von einem gewissen Vertrauen in die Verlässlichkeit staatlicher Regeln aus. Ich kann nur empfehlen, die oben verlinkten Artikel zu lesen und sich dann zu fragen, ob das Vertrauen gerechtfertigt ist.

Wer sich jetzt impfen lässt, um einen Impfpass zu erhalten, sollte damit rechnen, dass seine Rechte nach drei Monaten wieder verfallen.

Um also die erwünschten Rechte weiter zu behalten, muss man gewillt sein, ein Impfabonnement abzuschließen. Vermutlich geht es dann nicht nur um Covid19. Die Pharmakonzerne arbeiten an vielen weiteren Impfstoffen zu übertragbaren Viren und Bakterien. Welche Impfungen man braucht, darüber entscheidet man nicht mehr selbst, in dem Impfabonnement hat man diese Entscheidung der Regierung übertragen. Diese entscheidet dann, mit welcher Impfung man welche Grundrechte bekommt. Außerdem muss man gewillt sein, seinen Impfpass laufend zum Eintritt ins Büro, in Geschäfte, in Restaurants, zu Veranstaltungen oder für den öffentlichen Nahverkehr an einen Scanner zu halten und gespeichert zu werden. Die gespeicherten Daten werden zur Rückverfolgung von Infektionsketten sicherlich irgendwann zentral zusammengefasst, da das alles sonst keinen Sinn ergeben würde.

Wenn man sich darauf einlassen will, dann ergibt eine Impfung Sinn.

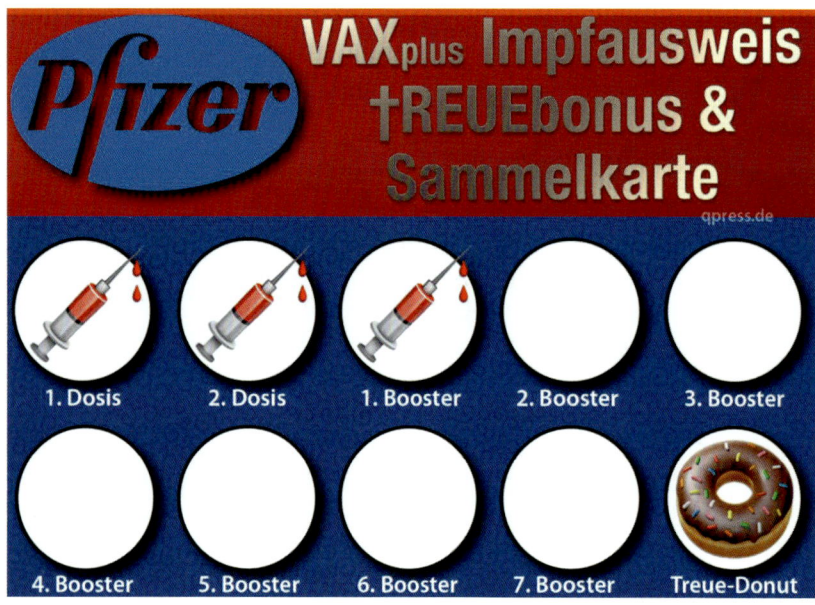

Acht Corona-Impfungen für jeden Bürger bis 2023 sind schon bestellt

Das Impfabonnement ist keine Übertreibung, sondern Regierungsabsicht. Ein „Kleine Anfrage" ergab, dass die Deutsche Bundesregierung 669 Millionen Impfdosen bis 2023 bestellt hat, sodass jede Bürgerin und jeder Bürger 8-mal geimpft werden kann.[119] Die bisher Ungeimpften sind in dieser Rechnung mit dabei, die ja zur Impfung gezwungen werden sollen. Auch Österreich hat 57 Millionen Dosen bestellt, das reicht auch für acht Impfungen für alle Österreicher. Auch die Schweiz hat 57 Millionen Dosen geordert, auch hier ist eine 8fache Impfung ins Auge gefasst.

Der Wissenschaftsjournalist Dr. Peter F. Mayer stellt die Frage:

> *„Was haben sich die Regierungen beim Kauf von 8 Impf-dosen pro Kopf gedacht?*
>
> *Es ist ein Rätsel, was die Regierungen in Deutschland und Österreich mit den Covid-Impfungen vorhaben. Die Bestellmengen und Zeitpunkte der Order sind jedenfalls atemberaubend.*
>
> *Es handelt sich in allen Fällen so gut wie ausschließlich um Gentechnik-Präparate. Wir wissen mittlerweile, dass erhebliche Langzeitschäden schon nach zwei Dosen zu beobachten sind. Diese sind vermehrte Anfälligkeit gegen Infektion, Hospitalisierung und Tod bei einer Corona-Infektion, wie wir aus den Daten anderer Länder deutlich sehen. Das Immunsystem wurde geschwächt, es kommt nach einer kurzen Übergangszeit zu V-AIDS, also zu Vaccine Acquired Immune Deficiency Syndrom (durch Impfung verursachtes Immunschwäche Syndrom).*
>
> *Dadurch werden auch andere schlummernde Krankheiten und Viren aufgeweckt, wie etwa Krebs, Zoster, Gürtelrose und eine Reihe anderer Erkrankungen. (…)*
>
> *Die Bestellungen müssen zumindest zum Teil schon vor langer Zeit getätigt worden sein. Den Regierungen war offenbar von vornherein klar, dass die Wirksamkeit nach zwei Spritzen rasch weg sein wird. Der Gleichklang zwischen Österreich, Schweiz und Deutschland – je acht Spritzen pro impfbaren Einwohner – lässt auf internationale Koordination und „Befehlsausgabe" schließen.*
>
> *Nach acht Gentechnik-Spritzen hätten wir vermutlich eine zu 80% kranke Bevölkerung mit massiver Übersterblichkeit, wie sie in den beiden Ländern schon im vierten Quartal 2021 ganz deutlich erkennbar ist. Ist das das Ziel dieses offenbar geplanten Niederspritzens der Menschen?"*[120]

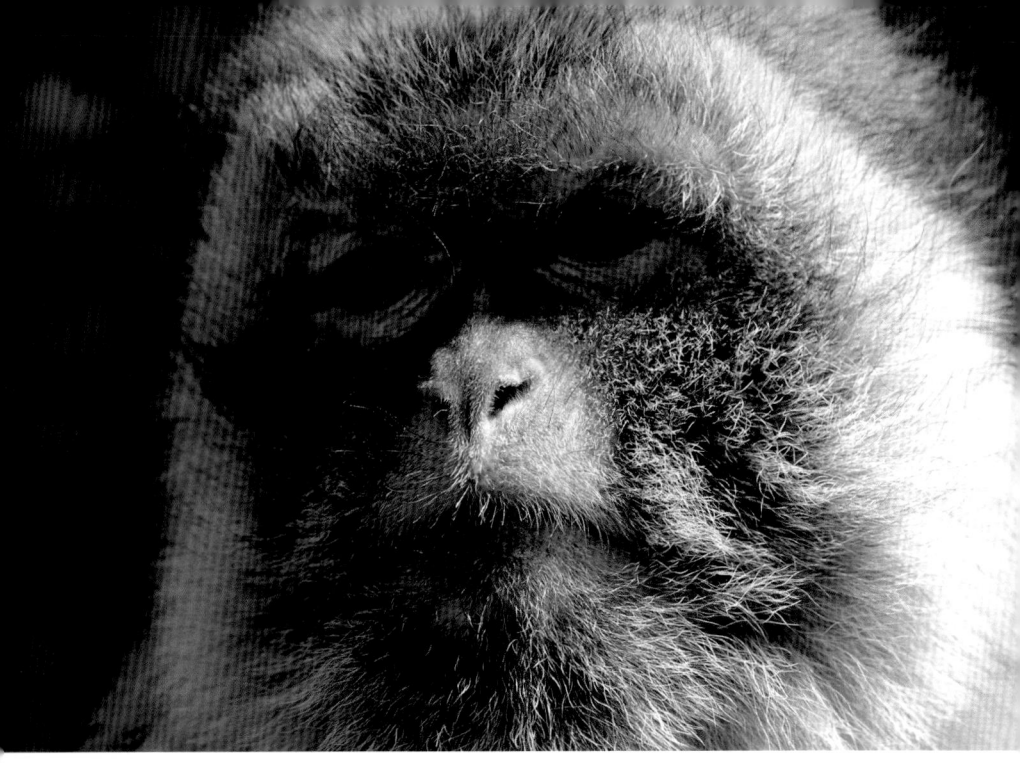

Medizinische Betrachtung von Novavax und Valneva

Viele Menschen beschäftigt die Frage, ob Nuvaxovid von Novavax und VLA2001 von Valneva eine vertretbare Alternative zu den mRNA- oder Vektor-Impfstoffen sind.

Nuvaxovid

Es ist das erklärte Ziel der Regierung, mit Nuvaxovid bisher Impfunwillige zur Impfung zu locken. Dem dient die Bezeichnung „Totimpfstoff". Es ist aber kein Totimpfstoff im üblichen Sinne. Darunter werden Impfstoffe verstanden, die aus inaktivierten Erregern bestehen.[121] Nuvaxovid besteht aus gentechnisch erzeugten Spikeproteinen zusammen mit Zusatzstoffen. Richtiger ist die Bezeichnung „Protein-Impfstoff".

Was ist von Nuvaxovid zu halten?

– Nuvaxovid wurde in Europa bedingt zugelassen, so wie die anderen Impfstoffe auch. Es hat also nicht den bisher üblichen langjährigen Zulassungsprozess durchgemacht, so dass man nichts über Langzeitfolgen aufgrund von beobachtenden Studien sagen kann.

– Das medizinische Hauptproblem an den genbasierten Impfstoffen sind die Spikeproteine, wie in dem Kapitel „Umfangreiche körperliche Impfschäden" beschrieben wurde. Diese Probleme dürften genauso bei Nuvaxovid entstehen, da es vor allem aus synthetischen Spikeproteinen besteht.

– Der Pharma-Forscher Dr. Stefan Tasler machte darauf aufmerksam, dass Impfstoffe, die auf eine bestimmte Viruseigenschaft ausgerichtet sind, nur zur Bildung von Virusmutationen führen und die Pandemie verlängern. Dieses Problem besteht auch mit Nuvaxovid, weil es eben kein echter Totimpfstoff ist, der aus einem ganzen Virus besteht und breit das Immunsystem anregt, wie Valneva oder Sinopharm.[123]

– Es gibt viele weiter offene Problemfelder mit Nuvaxovid, zum Beispiel die Wirkung der verwendeten Nanopartikel und Adjuvantien.[124]

Valneva VLA2001

Der Impfstoff VLA2001 strebt eine Zulassung in Europa an. Laut Herstellerbeschreibung ist es ein echter Totimpfstoff. Er besteht als Ganzvirusimpfstoff aus dem ganzen Virus SarsCov2, das inaktiviert wurde.

Der Vorteil von Ganzvirusimpfstoffen ist, dass sie den Körper mit allen Teilen des Virus konfrontieren und Immunantworten darauf anregen – anders als bei den genbasierten Impfstoffen, die sich nur auf das Spikeprotein ausrichten. Deshalb sollte VLA2001 zu einer breiteren Immunisierung führen, auch gegen Virusmutationen. Aber eine Studie aus China zeigt, dass auch Totimpfstoffe das Immunsystem insgesamt schwächen.[125]

Der Valneva-Impfstoff enthält zwei Wirkverstärker, die dafür sorgen sollen, dass die Immunantwort des Körpers stärker ausfällt: Aluminiumhydroxid und CpG 1018. Aluminiumhydroxid ist bekannter Bestandteil von einigen Impfstoffen. Unter Medizinern wird vor allem CpG kritisch diskutiert.

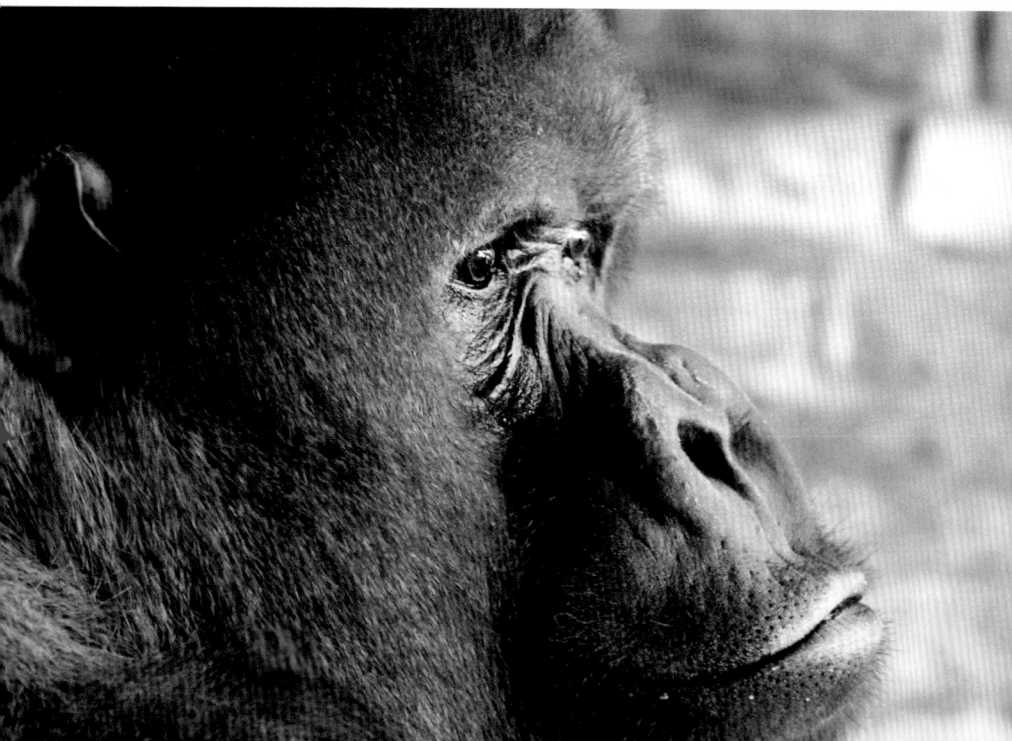

Übersinnliche Untersuchung von Novavax und Valneva

Die folgenden Aussagen schließen an das Buch „Corona-Impfungen aus spiritueller Sicht" an und sind ohne die ausführlichen Hinführungen und Erläuterungen des Buches nicht richtig verständlich. Wer sich für die spirituelle Welt nicht interessiert und nicht davon ausgeht, dass es Seele und Geist gibt, sollte vielleicht nicht weiterlesen, da ihm das Folgende unverständlich erscheinen könnte.

Angesichts der zunehmenden Diskriminierung und Diffamierung von impfstofffreien Menschen und der angekündigten Impfpflicht bekam ich oft die Frage, wie die neuen Impfstoffe von Novavax und Valneva übersinnlich betrachtet einzuschätzen seien.

Mit dieser Frage haben sich unabhängig voneinander mehrere Arbeitsgruppen und Einzelforscher beschäftigt. Methodisch konnten wir die Impfstoffe auf die eigenen Wesensglieder wirken lassen, eine übersinnliche Beobachtung von damit geimpften Menschen oder Verstorbenen war bis zum Zeitpunkt des Verfassens dieser Zeilen noch nicht möglich.

Zusammenfassend zeigte sich:

Nuvaxovid wirkt auf die menschlichen Wesensglieder voraussichtlich ähnlich schlimm wie die bisherigen genbasierten Impfstoffe. Bei den Untersuchungen zeigte sich aber eine Bandbreite von Ergebnissen. Je nach Blickwinkel der Untersuchung wurde die Wirkung teilweise entweder schärfer oder milder erlebt. Wir konnten diese Bandbreite der Wahrnehmungen noch nicht erklären. Dazu sind weitere Untersuchungen nötig, die erst nach einer breiteren Anwendung des Impfstoffes möglich sind.

Die übersinnliche Untersuchung von VLA2001 von Valneva ergab in allen Arbeitsgruppen, dass VLA2001 neutraler und deshalb vermutlich leichter zu verarbeiten ist als die genbasierten Impfstoffe und Nuvaxovid. Unproblematisch ist VLA2001 aber auch nicht.

Um diese Aussagen etwas nachvollziehbarer zu machen, einige Ausschnitte aus den Protokollen der Untersuchungen.

„Novavax wirkt auf die menschlichen Wesensglieder ähnlich wie die bisherigen mRNA-Impfstoffe"

In der Untersuchung einer Arbeitsgruppe mit neun Beobachterinnen und Beobachtern wurde überwiegend von einer sofortigen, blitzartigen und starken Bedrängung durch den Impfstoff berichtet.

> *„Was bei den vier bisher zugelassenen genbasierten Impfstoffen in einem Prozess geschieht, passiert bei Novavax sofort. Die belastenden Wirkungen auf die Wesensglieder sind sehr ähnlich; diese werden auch von soratischen Geistern von außerhalb der geistigen Erdensphäre impulsiert. Es ist deshalb zu vermuten, dass Novavax auch ähnliche blockierende Wirkungen im nachtodlichen Leben erzeugen kann wie die bisherigen Covid-Impfstoffe."*

> *(Anmerkung: Soratische Wesen wirken sehr bösartig. Der Begriff wird in der Anthroposophie verwendet. Eine Kurzbeschreibung ist hier: https://anthrowiki.at/Sorat)*

> *„Ich war im ersten Moment wie erschlagen. Die Luft wurde anders, belegter und schwerer."*

> *„Das Herz wurde zusammengeballt und abgeschnürt."*

> *„Schlagartige Blockade in der Mitte und im Herzen, bin erst einmal gar nicht mehr zu mir gekommen und konnte nicht mehr denken."*

> *„Novavax ist schlimmer als die anderen Impfstoffe. Bei den anderen mRNA-Impfstoffen war es mehr ein Prozess, hier geht es viel schneller, wie eine Bombe."*

> *„Fühle mich sehr unwohl und ohne Raum. Mein Phantomleib (das Geistige des physischen Leibes) wird wie bröckelig. Der Ätherleib schwingt nicht mehr, die Empathie nimmt ab, das Fühlen wird sehr schwer. Hinter mir erlebe ich an der Stelle, wo normalweise der Engel ist,*

ein dunkles Wesen, wie ein Engelersatz. Erst nach einer Weile wurde mir klar, es ist das Impfstoffwesen, das sich an die Stelle meines Engels gedrängt hat. Ich fühle mich besetzt. Ahrimanische Elementarwesen strömen auf mich ein. Ich erlebe soratische Impulse im Hintergrund.“

„Die Wirkungen auf die Wesensglieder waren: Physischer Leib: feurige Entzündung, der Ätherleib zog sich zurück, der Astalleib wurde dunkel, das Ich fühlte sich zerrissen an.“

„Ich fand aber keinen Gruppengeist von Novavax, sondern einen Ursprungsgeist. Dieser ist an die «Erdzersplitterer» in der siebten dunklen Erdinnenschicht angebunden und wird von dort genährt. Innerhalb des Ursprungsgeistes erlebte ich einen Kampf zwischen Licht und Dunkel. Das ist aber nicht Gut und Böse. Das Licht steht für das Licht der falschen Hoffnung, dass wir mit diesem Impfstoff aus den Problemen herauskommen. Dunkel steht für: Ich kann mich aus der echten Geistesauseinandersetzung herausmogeln. Das wirkt seelischgeistig betäubend.“

„Es ergab sich: Novavax-Wesen kommen aus einem eigenen Kosmos, der nichts mit uns Menschen und der Erde zu tun hat, irgendwo aus dem Universum. Das soll nun vermischt werden mit der Erde und diese übernehmen.“

„Es ging ganz schnell, ich wurde angeschossen, aggressiv, schwarz und giftig. Schwarze Krallenwesen haben sich in den Kopf hineingekrallt. Es gab explosive Wirkungen, wie Sprengbomben. Der Engel war machtlos, das Körperelementarwesen floh. Ich erlebte eine intensive Vernichtungskraft, die Bezeichnung Zersplitterer passt.“

„Ich bekam unmittelbar Kopfschmerzen, der Engel wurde weggedrängt, das Körperelementarwesen zusammengezogen, der Ätherleib verschwand. Es ist eine brachiale Gewalt. Es ging sofort und sehr schnell. Kein langsames Hineinleben. Sehr dominierend und bestimmend. Metallische gelartige Substanz.“

„Es hatte im Erleben eine silber-metallische Erscheinung. Ich erlebte wie eine Fesselung meiner Leiber. Es wirkte sehr stark, direkter und stärker wie die anderen Impfstoffe. Eine sehr dichte konzentrierte metallische Qualität."

Anmerkung: Diese Beobachterin war noch drei Tage von den Novavax-Wesen besetzt, die sie durch die Untersuchung in ihre Aura aufgenommen hatte. Sie fühlte sich geschwächt, abgeschlagen, misslaunig und depressiv. Erst als ihr diese Besetzung klar wurde und diese durch geistheilerische Tätigkeit von sich löste, kam sie wieder in ihre Kraft.

„Novavax wirkt milder"

Eine andere Arbeitsgruppe hatte sich ebenfalls mit dem Impfstoff Nuvaxovid (von der Firma Novavax) beschäftigt und kam zu einem anderen Ergebnis.

„Insgesamt fanden wir den Impfstoff unvergleichlich milder als die von BioNTech, AstraZeneca oder Johnson & Johnson. Es gab durchaus einen Transhumanismusbezug (d.h. zu entsprechenden soratischen Geistern) in unserer Wahrnehmung, doch war dieses nur sehr schwach ausgeprägt. Wenn wir diesen Impfstoff mit den anderen bekannten verglichen, haben wir sagen können, dass er am ehesten mit dem Sputnik-Impfstoff zu vergleichen ist.

Wir haben uns die Wirkung von Nuvaxovid in einer sozusagen übersinnlichen Simulation auf die Wesensglieder des Menschen angeschaut und kommen hier zu einem vergleichbaren Ergebnis. Die Wirkung auf die Wesensglieder ist durchaus gegeben, was kein Wunder ist, da es sich ja auch um die Vermittlung der originalen Krankheitswesen handelt, doch ist diese im Vergleich zu den anderen in Deutschland zugelassenen Impfstoffen in unserer Wahrnehmung sehr viel milder. Vergleichbar etwa mit einer milden Covid-Infektion."

Dieser Unterschied der Wahrnehmungen beschäftigte uns natürlich. In der übersinnlichen Forschung sollten Wahrnehmungsergebnisse schon zusammenpassen. Wie ist das zu erklären? Es zeigte sich, dass beide Arbeitsgruppen unterschiedliche Untersuchungszugänge zu Novavax verwendeten. Beim Verwenden des jeweils anderen Zugangs passten die Wahrnehmungen wieder zusammen. Um diese Bandbreite zu verstehen, sind weitere Untersuchungen notwendig, die erst möglich sind, wenn Novavax angewendet wird.

Valneva neutraler

Die übersinnliche Betrachtung ergab: Alle Arbeitsgruppen, die sich mit VLA2001 von Valneva beschäftigt haben, berichteten von einer neutraleren Wirkung im Vergleich zu den genbasierten Impfstoffen und zu Nuvaxovid. Negative Wirkungen können vermutlich eher verarbeitet werden. Ein Forscher hatte andere Eindrücke und erlebte Valneva gleich gefährlich. Unproblematisch ist der Impfstoff von Valneva in jedem Falle nicht. Man kann sich durch ihn leicht täuschen lassen, weil er vor allem anfangs eher milde wirkt. Einige Zitate aus den Untersuchungsberichten:

> *„Das Atmen wurde unterbunden. Es kam irgendwas in mich herein.“*

> *„Erster Eindruck: Milder, weicher, sanfter, keine Bombe. Es war dann eine Welle, die mich in mir band. Die Valneva-Wesen kommen mehr von der luziferischen Seite. Es schleicht sich ein. Im Kern ist etwas ganz Dunkles, aber nicht so schlimm wie Novavax.“*

> *„Es war eine Überraschung, dass ich nicht angegriffen wurde. Es war nicht beängstigend. Ich konnte bleiben wie ich bin und wurde nicht verändert. Ich konnte denken und fühlen. Ich fragte, was tut ihr? Die Valneva-Wesen wirken vernebelnd, auflösend und einlullend. Vielleicht ist es nur eine Illusion, dass ich bleiben kann, wer ich bin? Ich hatte den Verdacht, dass etwas geschieht, was mich auflösen will, konnte es aber nicht wahrnehmen. Es fühlt*

sich angenehm an, ich verlor aber ein Stück die Verbindung zur Umgebung."

„Im Anfang hatte ich ein nettes Gefühl, es wirkt mehr luziferisch. Dann erlebte ich ein automatisches Grinsen, «luziferische Demenz», das Verhärtete bei sonstiger Demenz war nicht dabei.

Die Wirkung auf das Ich war: Die Iche versuppen, wie ein Eintopf, Ich-Einheitsbrei. Das ist die perfekte Grundlage für den vom Transhumanismus angestrebten Maschinenmenschen. Die Grundidee scheint zu sein: Wir werden alle eins bis auf die physische Ebene herunter, Einheit durch Entindividualisierung. Im Kern ist er genauso böse wie die anderen Impfstoffe, er wirkt aber komplett anders."

„Es ging in die Mitte in den Leib. Es war nicht so massiv wie Novavax. Nach einer Weile hatte ich aber den Eindruck, dass der Engel nur noch eine Hülle ist. Im Ätherleib entstand ein entzündlicher Prozess. Es wurde wie eine Schleuse geöffnet und es kam unaufhörlich Dreck, Schlamm über mich."

„Es ist ein luziferisches Wesen, die sinnlich-verführerische Komponente war stark, narzisstisch lockend, nicht angreifend; wenn man aber drinnen ist, dann ist man ausgeliefert. Brave New World."

„In der Begegnung hielten die Valneva-Wesen Abstand, sie waren nicht bedrängend. Ich blieb immer im Kontakt zu meinem Engel. Das Körperelementarwesen konnte in Augenhöhe damit umgehen. Die Valneva-Wesen brachten eine Schrägheit und ein Ungleichgewicht in meine Wesensglieder. Ich konnte das aber nicht genau beobachten, meine Wahrnehmungsfähigkeit schwand dahin."

„Die Valneva-Wesen kommen aus der Erdensphäre, sie haben keinen soratischen Ursprung von außerhalb der Erdensphäre."

Aus der Diskussion:

*„Es hat belastende Wirkungen, aber viele schulmedizini-
sche Medikamente sind auch schwer verdaubar. Da ist
Valneva ähnlich. Mir erscheint es als der neutralste Impfstoff, der in der EU zugelassen ist."*

*„Die geistige Wirkung hängt stark davon ab, mit wel-
cher Voraussetzung man den Valneva-Wesen begegnet.
Bringt man ihnen Ichkraft entgegen, wirken sie weniger,
wenn man Valneva aber als die Rettung ansieht, wirken
sie stärker. Er ist einschmeichelnd."*

*„Zwar werden der Engel und das Körperelementarwe-
sen nicht angegriffen. Ich hatte aber den Eindruck, es ist
letztlich ein Trojanisches Pferd, das Ich wird eingelullt,
dann kann später anderes kommen."*

*„Die Wirkung dieser Substanz im Körper ist langsam,
wenn auch stetig fortschreitend; da mag die Chance für
ein geistiges Eingreifen und neutralisieren liegen."*

*„Mir scheint, dass Valneva leichter zu verarbeiten ist wie
alle anderen Impfstoffe. Durch geistige Arbeit und Medikamente kann man es eher verdauen. Man sollte aber in
jedem Fall etwas aktiv machen und sich Hilfe zur Impf-
ausleitung holen."*

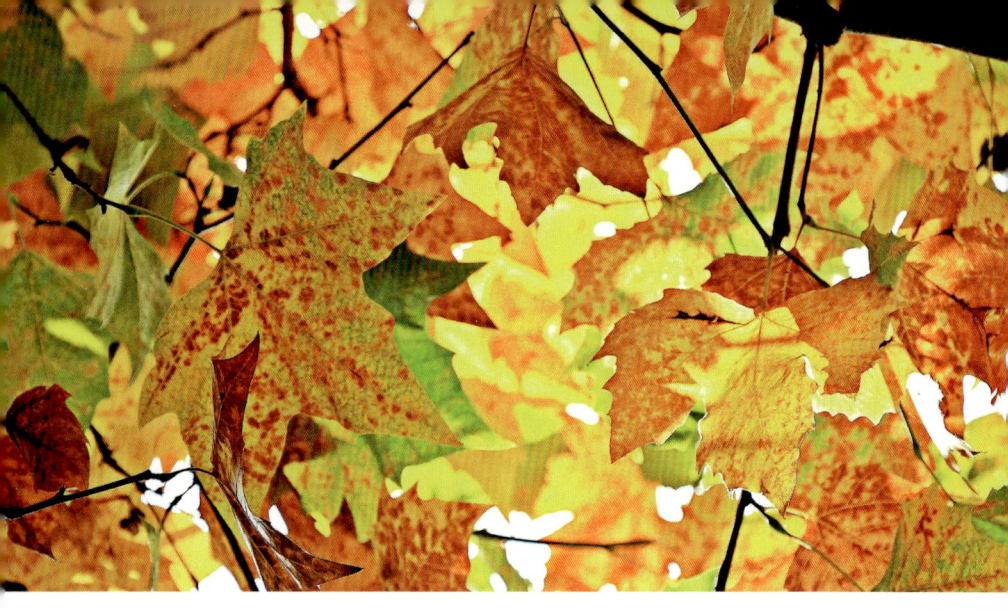

Tipps zur Impfverarbeitung

Wer dieses Büchlein bis hierher gelesen hat, hat eine realistische Basis, um sich für oder gegen eine Covid-Impfung zu entscheiden. Die Abwägung muss jede und jeder für sich machen – dazu gehört auch die Einschätzung, was man bewältigen kann oder nicht. Die Lebenssituationen sind sehr unterschiedlich. Es gibt soziale, berufliche oder medizinische Gründe, sich für eine Impfung zu entscheiden. Eine solche Entscheidung muss möglichst frei und unbedingt vom Ich aus sein.

Im Folgenden will ich Möglichkeiten beschreiben, was man vorbereitend für eine Covid-Impfung und auch im Nachgang tun kann, um die Impffolgen zu minimieren. Auch hier gilt, dass die folgenden Aussagen an das Buch „Corona-Impfungen aus spiritueller Sicht" anschließen und ohne die ausführlichen Hinführungen und Erläuterungen dieses Buches nicht unbedingt ausreichend verständlich sind.

Die folgenden Hinweise gelten für die seelisch-geistige Ebene und für die ätherische Lebenskräfteebene, aber nicht für den physisch-materiellen Leib. In der dichten Leiblichkeit ist es – übersinnlich gesehen – sehr viel schwieriger, die Impffolgen zu beheben. Da ist viel mehr und vor allem auch medizinische Hilfe notwendig. Im Kapitel „Umfangreiche körperliche Schäden" haben wir gesehen, dass etwa 15% der Geimpften „schwere Nebenwirkungen" in repräsentativen Umfragen angeben, und die Anzahl der Impftoten in die Zehntausende gehen dürfte.

Ein Problem ist, dass es für ungeübte Menschen nur schwer möglich ist, das persönliche Ausmass der seelisch-geistigen Belastungen zu erkennen und zu beurteilen, wann und ob man es geschafft hat, sich davon wieder zu befreien. Das sollte man berücksichtigen und lieber doppelt gründlich vorgehen. Es ist zu empfehlen, die seelisch-geistige Durcharbeitung nicht ganz alleine zu machen, sondern sich zumindest bezüglich des Ausgangsstatus und Erfolges von Menschen, die diese Dinge wahrnehmen können, überprüfen zu lassen.

Covid19-Verarbeitung und Impfverarbeitung ist ähnlich

Auch eine Covid19-Erkrankung hat sehr oft Nachwirkungen, die übersinnlich beobachtet werden können. Es kann Belastungen in den Chakren und Wesensgliedern geben. Wie stark diese sind, hängt nicht von der Schwere der Erkrankung ab. Oftmals gibt es bei und nach schweren Krankheitsverläufen mit längerem hohem Fieber kaum seelisch-geistige Belastungen, während Menschen mit leichten Verläufen zahlreichere haben und sich länger damit auseinandersetzen müssen. Dies hat sich als einer der Aspekte gezeigt, die zu Long-Covid beitragen können. Ein intensiver Krankheitsprozess kann segensreich sein.

Die Besonderheit der Krankheitsverläufe und der Folgebelastungen kommen vermutlich daher, dass SarsCov2 ein im Labor manipuliertes Virus ist, wofür sehr viele Indizien sprechen. Die Gain-of-function-Forschung an Corona-Viren, die in Wuhan zusammen mit amerikanischen Wissenschaftlern seit Ende der 1990er Jahre betrieben wurde, hatte und hat zum Ziel, den Erreger infektiöser und gefährlicher zu machen. Laborunfälle kommen regelmäßig vor.

Die seelisch-geistigen Begleiterscheiunungen einer Covid19-Erkrankung ähneln zu großen Teilen den übersinnlichen Impfwirkungen, letztere sind aber um ein Vielfaches stärker. Das heißt, alle folgenden Tipps können sowohl für eine Covid19-Verarbeitung sowie für eine Impfverarbeitung angewendet werden.

Positive Faktoren für Impfverarbeitung

Die Erfahrungen zeigen, dass es möglich sein kann, die Impfwirkungen auf Seele und Geist mehr oder weniger zu verarbeiten. Es ist in der Medizin inzwischen unbestritten, dass Seele und Geist das körperliche Befinden ausserordentlich beeinflussen. Resigniert zum Beispiel ein schwerkranker Mensch, kann alle ärztliche Kunst vergebens sein. Ist ein kraftvoller Gesundungswille da, können Wunder geschehen. In diesem Sinne kann auch eine Arbeit mit den hinter der Impfung stehenden Kräften und Wesen zur körperlichen Verarbeitung beitragen.

Es spielen viele Faktoren eine Rolle:

- Es beginnt bei der eigenen Motivation. Wenn die Impfung stark von Angst getrieben ist, können die mit der Impfung verbunden Kräfte und Wesen stärker eindringen, als wenn man angstfrei und mit Ich-Kraft und Selbstvertrauen zur Impfung geht.

- Eventuell sind therapeutische Gespräche sinnvoll, um verborgene Ängste zu finden und durchzuarbeiten oder sich illusorischen Erwartungen in Bezug auf die Impfung ehrlich zu stellen.

- Als Vorbereitung zur Impfung empfiehlt sich, schon einen Monat vorher mit allgemein gesundenden Maßnahmen zu beginnen. Dazu gehören eine Ernährung, die alles entzündungsfördernde nicht enthält, eine verstärkte Meditationspraxis sowie viel entspannte Bewegung an der frischen Luft.

- Naturheilmittel oder homöopathische Mittel vor und nach der Impfung sind eine mögliche Hilfe.

- Am Impftag können eine meditative Vorbereitung und ein Gebet während des Impfens helfen zu schützen.

- Auch der Arzt, der die Impfung verabreicht, kann die verdunkelnden Wesen durch seine innere Einstellung und die Atmosphäre in der Praxis zu einem gewissen Grad weghalten. Deshalb ist es wichtig, hier die richtige Wahl zu treffen. Es muss ein vertrauensvolles Verhältnis vorhanden sein.

- Für die Zeit nach der Impfung sollte man sich auf eine Konfrontation mit den mit der Impfung verbundenen Wesen vorbereiten.

- Ein bewusstes Sichstellen der Tatsache, dass diese Impfung weder seelisch-geistig noch körperlich harmlos ist, ist nötig. Träumen oder hoffen, dass schon alles gutgehen wird, sind ein sicherer Weg, um eine gegenteilige Wirkung zu befördern. Bewusstsein und klares denkerisch-erkennendes Durchdringen gehen vom Ich aus, Träumen und Hoffen urständen in einem eher flüchten wollenden Gefühlsnebel, bei dem eine unerkannte Angst vor der anspruchsvollen Wirklichkeit eine grosse Rolle spielt.

- Körpertherapien, insbesondere Craniosacral Therapie, Rhythmische Massage nach Dr. Wegman, sogenannte energetische

Therapien und künstlerische Therapien aller Art können bei der Verarbeitung sehr gut helfen.

– Spirituelle Aktivitäten wie Meditation, Gebet, religiöse Rituale und die Lektüre spiritueller Literatur können helfen, die mit der Impfung verbunden Wesen und Kräfte zu verwandeln.

– Eine Unterstützung durch einen Arzt oder Heilpraktiker bei der körperlichen Entgiftung ist auf Grund dessen, dass diese fachgerecht stattfinden muss, wichtig. Für alle Aspekte des menschlichen Wesens ist die Unterstützung durch eine Geistheilerin oder einen Geistheiler zu empfehlen. Insbesondere sollte man einige Wochen nach der Impfung gemeinsam mit diesen Therapeuten ansehen, wie weit man mit der Verarbeitung gekommen ist. Es ist gut, falls noch möglich, mit diesem Vorgehen jede einzelne Impfung zu begleiten, also nicht erst nach der zweiten oder gar dritten Impfung damit zu beginnen.

– Nach unseren Beobachtungen kann die Verarbeitung der Impfung bei manchen Menschen schnell gehen, bei anderen mehrere Wochen bis Monate oder länger dauern. Im Laufe der Zeit könnte die Wirkung auch von selbst nachlassen, wenn nicht weitere Folgeimpfungen vorgenommen werden. Dazu liegen aber noch keine validen Erfahrungen vor.

Naturheilmittel

Hier gibt es mehrere Möglichkeiten. Im Folgenden einige rezeptfreie Mittel zur Selbstbehandlung. Für individuell zugeschnittene Behandlungen besuchen Sie bitte einen Heilpraktiker, Homöopathen oder Arzt. Es macht Sinn, mindestens einen Monat vor dem Impftermin zu beginnen und danach einige Monate fortzusetzen.

Stärkung des Immunsystems mit Vitaminen und Zink

Da die Covid-Impfungen nachgewiesenermaßen das Immunsystem schwächen, ist es sinnvoll, hier gegenzusteuern. Dazu dienen insbesondere Vitamin D, Vitamin B12, Vitamin C und Zink.

Diese Vitamine und Zink sind bekannt zur Prophylaxe für Infektionskrankheiten aller Art und haben sich in der Naturheilkunde auch bei Impfproblemen als hilfreich erweisen.

Adaptogene sind Pflanzen, die den überwindenden und ausgleichenden Umgang des Körpers mit Stressauswirkungen und eine seelisch-geistige Stabilität in solchen Lebenssituationen fördern. Eine Kombination von insgesamt acht adaptogenen sowie wirkungsverbindenden Pflanzen findet sich zum Beispiel in „Adaptix".

Impfbegleitung mit Artemisia annua, Kardenwurzel, Kiefernadel und Löwenzahn

Wir haben diese Pflanzen in einem Arbeitskreis geistig Forschender untersucht. Diese vier Pflanzen zeigten die geistige Potenz, die dunklen Wesen, die mit einer Covid-Erkrankung und den Impfungen verbunden sind, fernzuhalten bzw. zu verwandeln.

Artemisia annua ist als natürliches Heilmittel für die Covid19 Behandlung bekannt. Einige Aussagen aus dem Arbeitskreisprotokoll: „Verbreitet sich im ganzen Leib, dringt in jede Zelle, schafft eine Hülle. Sehr souverän gegenüber den soratischen Wesen, kann diese verwandeln." „Erweiterter Ich-Raum, der schützt. Ich fühle mich mit meinem Bewusstsein präsenter im Leib." „Grundlegende tiefe Stabilität. Vor der Impfung bewirkt es, dass dann vieles von der Impfung abprallen kann. Nach der Impfung fegt es reinigend durch den Körper. Eine Pflanze, die bis zu den Seraphim hochreicht."

Kardenwurzel ist als bewährtes natürliches Heilmittel bei Borreliose bekannt. In Bezug auf die Covid-Impfungen Aussagen verschiedener Arbeitskreisteilnehmer: „Ich erlebte eine Lichtrüstung, einen Lichtglanz, daran prallte alles ab." „In der Begegnung mit der Karde prallen die soratischen Wesen ab, kommen nicht hinein." „Geistige Simulation einer Impfung: Jede Zelle wird von innen erkraftet, souveräner im eigenen Haus. Starke Sonnenkräfte." „Feine Strahlen im Kopf, sonnig, geht durch den ganzen Körper, strahlend wie eine Wunderkerze. Es kommt nichts hinein, alles wird herausgestrahlt."

Zur Kiefernadel einige Aussagen: „Fließt nach Innen und ab. Aufgenommene Widersachergeister können abgeleitet werden, unterstützt den Reinigungsprozess. Es kann aber soratischen Wesen selbst nicht widerstehen. Es ist für die Reinigung danach." „Innen Feuergeschehen, umhüllt von einem Mantel. In meinem Leib hat die Kiefernadel zielsicher Bereiche aufgesucht, wo zu wenig Feuer war. Die mit der Impfung verbundenen Geister wollten sofort das Feuer löschen, die Kiefer kam aber immer wieder hoch, die Flamme ging nicht unter."

Löwenzahn (Taraxacum) zeigte auch starke Wirkungen.

Diese vier Pflanzen kann man als Urtinkturen kaufen. Tinkturen sind einfach zu handhaben und haltbar. Anwendung: Je 3 x 3 Tropfen täglich, davon auch etwas vorn in die Nase reiben, so dass man die Tinkturen auch riecht, das wirkt stärker. Auch ein Tropfen auf die Stirn ist gut, sowie als Spray in die Aura. Da man auch bei einer Covid-Erkrankung mit den dunklen Geistern konfrontiert wird, wirken sie auch in diesem Fall hilfreich. Wichtig ist, sie zumindest sofort bei Verdacht zu verwenden, je früher desto besser. Will man sich impfen lassen, macht es Sinn, mindestens einen Monat vorher damit zu beginnen.

Für den praktischen Gebrauch kann man diese vier Tinkturen zu je einem Viertel zusammenmischen, dann hat man nur eine Flasche. In diesem Fall dann zum Beispiel 3 x 12 Tropfen nehmen. Diese Tinkturen ersetzen nicht die regelmässige Meditation oder andere spirituelle Arbeit, und im konkreten Fall nicht die therpeutische oder ärztliche Betreuung, sondern sind zur Kombination damit gedacht.

Homöopathische Impfbegleitung

Als homöopathische Impfbegleitung wurde mir von Ärzten und Heilpraktikern allgemein als hilfreich genannt:

- Apis D12 und Arnica D6 können die allergene und gefäßbelastende Seite stützen, empfohlen werden je 3 x 10 Kügelchen für 1 Tag vor und 10 Tage nach der Impfung.
- Lien Comp. Globuli hilft laut Mittelbeschreibung gegen Abwehrschwäche und kann ergänzend genommen werden.

- Bei geistiger Abgeschnittenheit nach einer Impfung empfiehlt sich Epiphysis/Plumbum Ampullen 1 ml (z.B. zwei Ampullen pro Woche). Das stärkt die Epiphyse (Zirbeldrüse) und hilft beim Wiederanschluss an den Schicksalsstrom. Hier kann auch das Adaptogen Ashwaganda unterstützend dazugenommen werden (Kapseln).

- Wenn man nach der Impfung grau wird, kann helfen: Organum Quadroplex zur Anregung des Aufbaustoffwechsels.

- Derivatio soll lösend und reinigend wirken, z.B. 3 x 3 Tabletten vier Wochen lang.

Spagyrik

Auch mit spagyrischen Mitteln wurden gute Erfahrungen gemacht, zum Beispiel mit Abies Alba Essenz und der ATATATA Spagyrik Essenzenmischung.

Impf-Nosoden

Der Heilpraktiker Benjamin Schmidt erklärt die Nosodentherapie:

> „Ich arbeite seit 18 Jahren als Heilpraktiker, habe über ein Jahrzehnt Heilpraktiker ausgebildet. Seit vielen Jahren setze ich auch die Nosodentherapie ein, im Wesentlichen im Zusammenhang mit der Ausleitung von Impfstoffen, aber auch bei chronischen Entzündungen.

> Es handelt sich bei der Nosodentherapie um den Einsatz «krankmachender» Substanzen oder Gewebe (Viren, Bakterien, Umweltgifte, Impfstoffe, usw.). Diese werden homöopathisch verarbeitet, sprich potenziert (in einer solchen Potenzhöhe, dass für gewöhnlich kein Ausgangsstoff mehr materiell enthalten ist) und oral gegeben oder injiziert. Sie ermöglichen dem Organismus, vor allen Dingen bei einer festgefahrenen Situation, den „Blick" auf das krankmachende Agens zu lenken und das zugrunde liegende Problem zu überwinden.

Ein Initialerlebnis hatte ich dabei in der Anwendung bei meiner jüngsten Tochter, die nur eine Impfung erhielt, nämlich eine Tetanus-Impfung. Es trat unmittelbar danach in der Nähe der verimpften Stelle eine Hüftarthritis auf, gefolgt von einer Nesselsucht, die nicht schwinden wollte, gleich welche Bemühungen ich einsetzte. Just die entsprechende Tetanus-Nosode, das heißt, ganz konkret der homöopathisch aufbereitete ursprünglich verimpfte Stoff von jener Firma brachte den Erfolg und die Beschwerden schwanden nach einer längeren Leidenszeit.

So gibt es schon lange eine große Anzahl von klassischen Impfstoffen in einer Aufbereitung als Nosode und sind von verschiedenen Firmen und Apotheken, die sie selbst herstellen, zu beziehen. Dies trat auch ein, als die ersten SARS-COV2-Impfstoffe auf den Markt kamen und somit die ersten Nosoden dazu erhältlich waren. Doch bereits nach kurzer Zeit gerieten diese Anbieter in den medialen Fokus und es wurden die ersten rechtlichen Klagen losgetreten.[126] Das Argument: Impfskeptiker versuchen, sich homöopathisch zu impfen – irreführende Werbung – etc. Es vergingen nicht viele Tage, bis die meisten Anbieter den Verkauf der neuen Impfnosoden einstellten.

Nun einmal mehr spirituell gesprochen: ich erlebe hilfreiche Wirkungen durch diese Nosoden bei der Ausleitung der genannten Impfstoffe. Sie helfen offensichtlich, ein wenig Ordnung wieder ins Wesensgliedergefüge hineinzubringen, vor allem wohl, was das Zusammenklingen von Ätherleib und physischem Leib betrifft. Es scheint, dass vor allem das Körperelementarwesen etwas damit anfangen kann und eine Art Matrize erhält, um den Impfstoff als wesensfremd zu erkennen und ihn nicht zu integrieren, sondern auszuleiten. Dies betrifft aber eher mehr die stofflichen Wirkungen und auch somit Krankheitsfolgen, so sie denn eingetreten sind. Man kann den Einsatz der Nosoden bedenkenlos durch weitere naturheilkundliche Bemühungen unterstützen und es ersetzt auch ganz gewiss nicht die begleitende geistige Arbeit, scheint mir jedoch ein hilfreicher Baustein im Ganzen zu sein. Bei Einnahme der Nosoden ist wie üblich in der homöopathischen Behandlung eine Erstverschlechterung und vorübergehende Verschärfung der Symptome möglich. Die Potenzstufe C30 scheint vielfach angemessen, Einnahme 1 x täglich 5-10 Globuli, bis Besserung eintritt. Das sind persönliche Eindrücke bzw. Erfahrungen."

Für eine Nosoden-Therapie ist es nötig, sich an einen Homöopathen zu wenden, der die Behandlung individuell abstimmen kann.

Weitere Links und Artikel zur Covid-Impfverarbeitung sammle ich auf meiner Webseite: https://kurzelinks.de/me3h

Geistheilerische Impfverarbeitung

Im Folgenden schildere ich einige spirituelle Möglichkeiten zur Impfverarbeitung. Dies schließt an das Buch „Corona-Impfungen aus spiritueller Sicht" an. In diesem werden auch Hilfen beschrieben und insbesondere werden die Hintergründe durchleuchtet. Das Wort „Geistheilung" bedeutet, dass mit rein geistigen Mitteln am „seelisch-geistigen Teil" des Menschen, also an den übersinnlichen Wesensglieder, gearbeitet wird.

Es gibt sehr viele Möglichkeiten der seelisch-geistigen Heilarbeit aus verschiedenen Traditionen und Schulen. Diese können zur Impfverarbeitung genützt werden und dürften meist Positives bewirken. Ein Kollege konnte zum Beispiel übersinnlich an einer Frau verfolgen, wie eine ayurvedische Kur sehr viel befreite. Er hatte auch die Möglichkeit an der Sitzung einer Geistheilerin, die mit speziellen Heilsteinen arbeitet, teilzunehmen und konnte an der Klientin wahrnehmen, wie sich das Impfwesen deutlich ablöste.

Jede und jeder hat Möglichkeiten, seelisch-geistig die Impfwirkungen abzumildern, auch wenn die Effekte oft selbst nicht klar wahrgenommen werden können. In diesem Sinne möchte ich dazu ermuntern und einige konkrete Vorschlägen machen.

Vorbereitung der Impfung

– Eine wichtige Basis ist, die innere Anbindung an den Christus, den eigenen Engel und an höhere Engelshierarchien (zum Beispiel an die Erzengel Michael und Raphael) zu stärken und dies immer wieder zu wiederholen.

– Es ist möglich, im Vorfeld den Impfstoff und die Impfsituation geistig zu verbessern. Dazu sieht man sich in der Engelverbindung die geplante Impfung an und stellt sich den Ort und den konkreten Impfstoff vor. Dann genau darauf achten: Wie fühlt es sich an? Diese Empfindungen und Gefühle möglichst genau beschreiben. Dann versuchen, die Qualität und Kraft der hohen Anbindung in diese Situation der vorgestellten Impfung hineinfließen zu lassen. Ein Gebet (Vaterunser oder Vergleichbares) herauszusuchen. Die Impfsituation und den Impfstoff mit dem Gebet „durchkneten". Es sollte sich so im Erleben entspannen. Wenn es sich aber noch angespannt anfühlt, das „Freibeten" wiederholen. So etwas geht nicht unbedingt schnell, es ist nötig, mit Geduld, innerer Demut und Ausdauer wiederholt daran zu arbeiten.

– Während des konkreten Impfens den Impfstoff und den Vorgang des Impfens mit dem Gebet aktiv begleiten, das verstärkt einen Schutz.

– Nach der Impfung kann man über einen längeren Zeitraum hinweg täglich mit Heilmeditationen die Impfverarbeitung unterstützen. Ich stelle im Folgenden zwei vor.

„Ich-Bin-Worte" in den Chakren wirken lassen

Die Chakren sind zentrale Organe des Äther- und Astralleibes. In diesen bündelt sich etwas vom körperlichen, seelischen und geistigen Leben. Deshalb sind die Chakren wichtige Ansatzpunkte. Werden diese mit hoher geistiger Kraft erfüllt, so kann das auf alles ausstrahlen.

Die Impfung erzeugt oft in den Chakren Belastungen oder dunkle Bereiche. Um diese abzulösen bzw. zu erhellen, ist es eine gute Möglichkeit, die Ich-Bin-Worte des Christus in die Chakren hinein zu meditieren, jeweils mehrere Minuten. Bewährt hat sich folgende Zuordnung:

Wurzel-Chakra	Ich bin der wahre Weinstock
Sakral-Chakra	Ich bin der Weg, die Wahrheit und das Leben
Solarplexus-Chakra	Ich bin die Tür
Herz-Chakra	Ich bin das Brot des Lebens
Hals-Chakra	Ich bin der gute Hirte
Stirn-Chakra	Ich bin das Licht der Welt
Kronen-Chakra	Ich bin die Auferstehung und das Leben

Heilmeditation von Sigwart zu Eulenburg

Von Sigwart zu Eulenburg gibt es eine sehr schöne Meditation, die der Anregung der Selbstheilungskräfte dient. Man kann diese bei jeder Erkrankung zur Unterstützung einsetzen, und wenn man sie intensiv macht und häufig wiederholt, kann man auch viel erreichen.

„Spruch für die Anregung der Selbstheilungskräfte (täglich früh und abends):

... Stelle dir die wehe Stelle genau vor, wie wenn du von innen an sie herankämst, nicht von außen. Dann durchlichte sie so stark, bis sie sich vor deinen Augen in Licht auflöst, also fast dematerialisiert ist. Dabei sage und durchdenke plastisch ganz konzentriert die Worte:

Du Gott, der Du in mir ruhst,

Dich rufe ich! –

Kraft von Deiner Kraft,

Licht von Deinem Licht –

sei Heilkraft mir eigen!

Durch diese Macht durchlichte ich der Krankheit

undurchsichtige Materie und stelle sie unter die

verwandelnden Strahlen der Urkraft Gottes, die

durch mich wirkt! –

Alles Dunkel werde Lichtmaterie, durchströmt

von der Gottheit reinigendem Atem, und erfülle

von jetzt an ohne Unterlass das heilige Gesetz

der Harmonie, das für die Materie „Gesundheit"

bedeutet."

(aus dem Buch „Brücke über den Strom", die Mitteilungen von Sigwart vom 30. Juni und 1. Juli 1931)

Diese Meditation beginnt damit, dass man sich „die wehe Stelle", also das kranke Organ genau vorstellt. Die Impfung wirkt im ganzen Körper und in allen Organen. Sogar erfahrene Meditanten wären wohl überfordert, sich den ganzen Körper und alle Schäden gleichzeitig genau von innen vorzustellen. Deshalb ist es sinnvoll, schrittweise vorzugehen und sich einzelne Organe, Körperregionen oder auch Wesensglieder einzeln vorzunehmen.

Gebet zur Stärkung des Engels

Durch die Covid-Impfungen bekommen die Schutzengel oftmals einen dunklen Schatten bzw. einen „Schlag", der sie an ihrer Arbeit hindert und die Verbindung zu „ihrem" Menschen stört. Eine Impfverarbeitung muss deshalb unbedingt den Engel mit einbeziehen. Nachtodliche Blockaden aufgrund einer Covid-Impfung entstehen zu einem Großteil dadurch, dass der Schutzengel seine Arbeit nicht richtig machen kann.

Das folgende Gebet richtet sich an den eigenen Schutzengel. Durch den Austausch der Personalpronomen kann es ebenso gut auch an den Engel eines anderen Menschen gerichtet werden (z.B. „Du opferst Dein Licht und folgst ihm ins Dunkel" etc.). Das Gebet wird von den Engeln sehr dankbar angenommen, wenn Bedrängungen durch eine Impfung oder Covid19 da sind. Es kann auch sonst verwendet werden.

Das Gebet kann man mit entsprechenden Empfindungen begleiten und auch individuell abwandeln.

Geliebter Engel mein,

Der Du im Licht des Himmels Heimat findest,

Der Du in Herzensräumen Welten hütest,

Der Du in Deinen Gliedern Dich dem Menschen neigst,

Du opferst Dein Licht und folgst mir ins Dunkel,

Du gürtest Dein Herz, um meins zu halten,

Du kniest tief in Erdengründen, um meinen Weg zu segnen.

Heute bete ich für Dich:

Im Namen und durch die Kraft

Des Vaters

Und des Sohnes

Und des Heiligen Geistes

Nimm mein warmes Denken und erhebe Dich in Lichtgefilde,

Nimm mein lichtes Fühlen und befreie Dich von allen Schranken,

Nimm mein reines Wollen und erstehe auf für Deinen Geistesweg.

Ich danke Euch

Vater, Sohn und Heiliger Geist.

So sei es!

Verbindungen zum Impfwesen oder Covid-Krankheitswesen suchen und auflösen

Diese Übung setzt voraus, dass man gewohnt ist, die Chakren und die Aura oder die übersinnlichen Wesensglieder innerlich wahrzunehmen. Mit der Impfung platziert sich normalerweise das geistige Impfwesen in der eigenen Aura und ist oft im Rückenraum zu finden. Von dieser geistigen Gestalt gehen Verbindungsstränge an viele Orte, Organe,

Wesensglieder und in die Chakren, wo jeweils eine dunkle Energie und Wesen sitzen, die als Anker der Verbindungstränge dienen. Die Anzahl der Verbindungen ist unterschiedlich.

Auch die Krankheit Covid19 hat ein geistiges Krankheitswesen, die Struktur ist ähnlich wie beschrieben.

Für die Verarbeitung der Impfung und von Covid19 ist es zentral, diese Ankerpunkte aufzulösen, sodass auch die Verbindungsstränge verschwinden und sich in der Folge das Covid-Impfwesen bzw. das Covid-Krankheitswesen entfernt, bis es die Aura ganz verlässt.

Alle oben genannten Maßnahmen und auch die genannten Naturheilmittel wirken in diese Richtung. Man sollte es aber auch gezielt angehen. Arbeitsschritte können sein:

- Verbinden mit hohen heilenden Wesen.

- Frage meditieren: Wie nah ist das Impf- oder Krankheitswesen?

- Die Chakren einzeln durchmeditieren mit der Frage: Gibt es Ankerpunkte für das Impf- oder Krankheitswesen? Erfahrungsgemäß kann man es ohne eine so konkrete und zielgerichtete Frage nicht wahrnehmen.

- Wenn man etwas findet, dieses mit der Aufmerksamkeit, mit den „geistigen Händen", berühren und an die hohen heilenden Wesen denken, so dass diese wirken können. Es ist gut, das Wirken der heilenden Wesen mit eigenen Heilgebeten zu begleiten (das sind keine Bittegebete, sondern übergeordnete Gebete, wie zum Beispiel das Vaterunser).

- Es ist auch möglich, dass man Ankerpunkte anderer Medikamenten- oder Krankheitswesen findet, oft ist alles mögliche aus dem Lauf des Lebens angesammelt. Geübte Menschen können das unterscheiden, es ist jedoch in Ordnung, wenn jemand das nicht kann, eine Heilung ist trotzdem möglich.

- Nach den Chakren kann man in entsprechender Weise Körperorte und Organe durchgehen, sowie die Wesensglieder.

- Zur Kontrolle nochmal die Frage meditieren: Wie nah ist das Impf- oder Krankheitswesen jetzt?

- Es kann sich natürlich nur das lösen, das reif dafür geworden ist.
- Auf mögliche Veränderungen des eigenen Zustandes achten und sich bei den hohen heilenden Wesen bedanken.

Warum läuft die Impfverarbeitung oftmals harzig?

Die Verarbeitung von Covid-Impfungen ist wesentlich aufwendiger als bei bisherige Impfungen. Das liegt erstens daran, dass sich die Impfwesen der genbasierten Impfstoffe sehr vielfältig und raffiniert in den Wesensgliederkosmos eines Menschen einbauen, so dass man vieles nur schwer entdeckt. Zweitens hat man es dabei mit sehr dunklen Wesen zu tun, die auch für spirituell erfahrene Menschen teilweise neu sind. Deshalb sind die meisten Menschen damit überfordert.

Ein Kollege hatte sich mit einem Vektorimpfstoff zweimal impfen lassen, weil er als spirituell hochaktiver und sehr erfahrener Mensch erleben und auch beeinflussen wollte, wie die stofflichen und prozessualen Einwirkungen auf die menschlichen Wesensglieder sich zeigen. Über seine Erfahrungen schrieb er einen Bericht. Ein Fazit von ihm ist, dass für sehr viele Menschen durch diese Impfungen „die Gefahren multipler Schwächungen, Verhärtungen, Verunmöglichungen zu geistigen Erkenntnisdurchbrüchen noch in diesem Leben zu gelangen, sehr erheblich sind." Für eine Impfverarbeitung würden „Beherrschungsfähigkeiten und Transformationsmagie benötigt", die der allgemeinen Menschheit noch nicht zur Verfügung stehen.

Starker michaelischer Wille ist nötig

Folgender Erfahrungsbericht einer Frau macht etwas deutlicher, was damit gemeint ist, dass besondere Fähigkeiten benötigt werden. Der Willensaspekt wird plastisch beschrieben, der im Umgang mit soratischen Geistern, mit denen wir es hier zu tun haben, notwendig ist.

> *„Sehr lange war für mich klar, dass ich mich nicht impfen lassen möchte.*
>
> *Mein Vater ist 87 und immer noch alleine in seinem Haus. Ich bin die Einzige, welche gegebenenfalls zu ihm schauen*

kann, da mein Bruder verstorben ist. Mit der 2G-Regel wurde klar, dass ich bei einer allfälligen Einweisung meines Vaters in ein Spital oder in ein Heim nicht mehr zu ihm gehen könnte bzw. dass ich dann 4 Wochen warten müsste, bis die Impfung vorbei wäre. Ich habe aber bei meiner Mutter gesehen, was in 4 Wochen alles gehen kann und mich deshalb zu einer Impfung entschlossen.

Geholfen hat mir, dass Judith von Halle diesbezüglich geschrieben hat, wenn man die Impfung zum Anlass nehme, sich mehr mit Christus zu verbinden, sehe sie diese nicht als falsch. Auch meine mich betreuende Ärztin sieht dies so.

So habe ich mich also angemeldet und dann sofort meditativ begonnen, mich mit Christus zu verbinden bzw. die ausgedruckten Impfdosenbilder zu ‚durchbeten‘ so wie du das geschildert hast.

Mit großem Respekt bin ich zur ersten Impfung gegangen, weil ich sehr fürchtete, meine Feinfühligkeit zu verlieren. Dies ist zum Glück nicht passiert, aber ich hatte ständig das Gefühl, dass so schwere, dunkle Elemente in meinem hinteren Bauch- und Brustraum ‚herumschwebten‘.

Ich habe dann ein kurzes Video von Heinz Grill gesehen, in dem er erklärt, dass die Impfung nur mit einem neu gefassten michaelischen Willen spirituell überwunden werden könne. Als ich dann diese ‚Elemente‘ wieder einmal so recht fühlte, wurde mir klar, wie Heinz Grill dies gemeint hat: Er sagt ja, dass man mit dem ‚Michaelsschwert‘ den Rückenraum bzw. die Wirbelsäule neu erstarken solle, da dies (auch) helfe, mit soratischen Wesen umzugehen.

Dies versuchte ich mit der Bitte, diese Elemente sollen sich doch Christus bitte unterordnen. Im selben Moment wurde mir klar, dass das mit der Bitte nicht geht: Es kam klar die ‚Intention‘, dass ich das stark als meinen Willen kommunizieren muss:

„Ich will, dass ihr euch Christus unterordnet!".

Bitten kann ich Michael, mir dabei zu helfen, bzw. Christus, diese Unterordnung anzunehmen. Weil das Ganze so klar kam, habe ich das immer wieder gemacht und mit der Zeit wandten sich diese Elemente tatsächlich Christus zu. Einige Zeit später merkte ich, dass sie begannen, sich von Christus beeinflussen zu lassen und auch, dass von ihnen eine sehr große Wärme ausgehen kann, welche ich nicht als unangenehm empfand.

Nach der zweiten Impfung nun, sind diese Elemente nicht mehr nur im hinteren Bauch- und Brustraum, sondern in der ganzen Aura verteilt ...

Sie sind/waren wohl kleiner, aber halt auch sehr dicht und dunkel und von Christus abgewandt. Auch jetzt hilft mir wieder dieser beschriebene, klare Wille und ich hoffe, dass auch diese Elemente sich mit der Zeit Christus unterordnen ..."

Auf einen längeren Prozess einstellen

Die obigen Vorschläge können viel helfen, reichen aber oftmals nicht aus. Leider ist es nicht so einfach. Zu denken, man könne mit ein paar Gebeten und einigen naturheilkundlichen Mitteln sich unbesorgt impfen lassen, muss auf Grund der inzwischen vorhandenen Erkenntnissen als naiv eingeordnet werden. Die Erfahrung zeigt, dass man sich auf einen längeren Prozess einstellen muss. Oftmals gibt es Besetzungen, die man selbst nicht mehr spürt, da sich der Zustand eingeschliffen hat. Erst nach der Befreiung merkt man den Unterschied.

Zwei konkrete Beispiele aus meiner Arbeit: Eine agile Frau ließ sich im September 2021 mit Johnson & Johnson impfen, um mit ihrem Mann zu verschiedenen Anlässen gehen zu können. Sie ist spirituell ausgerichtet und hat eine regelmäßige Gebets- und Meditationspraxis. Sie bekam im Herbst ein beklemmendes Druckgefühl im Bereich ihres physischen Herzens. Eine körperliche Ursache war nicht greifbar, mit der Impfung hatte sie es damals nicht in einen Zusammenhang gebracht.

Sie vermutete, dass es mit dem absehbaren Tod ihres Vaters zu tun hat. Der Vater starb, die Beklemmung am Herzen aber blieb. Als sie hörte, dass Covid-Impfungen solche Wirkungen haben können und Johnson & Johnson besonders auf die Herzregion und das rhythmische System wirkt, wurde sie hellhörig.

Wir sahen es uns meditativ genauer an. Ich fand das dunkle Impfwesen aurisch ganz nah hinter ihrer linken Körperseite. Von diesem gingen Verbindungsstränge zur Region des physischen Herzens zu „aggressiv und teerartig wirkenden Klumpen" (das ist ein Sprachbild für einen geistigen Vorgang). Diese wirkten als Befestigungen des Impfwesens in den Wesensgliedern der Frau. Entsprechend Verbindungsstränge und „Klumpen" befanden sich in allen Chakren und an vielen weiteren Körperorten. Um die Heilkraft zu verstärken ließen wir das Bild von Matthias Grünewald vom Isenheimer Altar „Auferstehung Christi" wirken und gingen dann meditativ, Schritt für Schritt zu all den „Befestigungsklumpen". Mit Hilfe der Scharen der Erzengel Michael und Raphael und weiterer hoher Geistwesen war es möglich, diese aufzulösen. Nach etwa einer halben Stunde war das Meiste getan. Das Impfwesen war nun weit weggerückt, mehr als fünf Meter. Der Abstand sollte sich bis zum folgenden Tag noch weiter vergrößern. Die Frau erlebte, dass der Druck um Ihr Herz verschwunden war. Eine Last war von ihr abgefallen, ihre Stimmungslage verbesserte sich und ihre Gefühle konnten wieder besser fließen.

Ein Freund ließ sich aufgrund starken familiären Drucks mit BioNTech impfen. Er war sich der problematischen Dimensionen der Impfungen bewusst, auch der seelisch-geistigen. Er bereitete sich mit Christus-Meditationen auf die Impfung vor und verband sich während der konkreten Impfung mit Christus. Nach der Impfung war er froh, dass seine geistige Anbindung in der Meditation erhalten geblieben war und er meditierte regelmäßig weiter. Er arbeitete immer wieder daran, Impfbesetzungen in seiner Aura zu befreien, und konnte hier einiges lösen. Er erzählte mir von diesem Prozess und war der Ansicht, dass er nun wieder frei davon sei.

Ich konnte das so nicht nachvollziehen, sondern fand das BioNTech-Impfwesen noch nah an ihm. Dieses war mit vielen Strängen in seinem körpernahen Ätherleib im ganzen Brustraum befestigt. Imaginativ sah es wie ein Kettenpanzer aus. Nach meinen Beschreibungen konnte er es auch so erleben. Die geistige Lösung fand so statt wie mit der Frau gerade beschrieben. Mein Freund sagte danach: „Jetzt fühlt es sich so frei um mich herum an." Der „Kettenpanzer" war weg und auch eine damit zusammenhängende Spannung in der weiteren Aura war verschwunden. An diesem Fall wurde mir wieder deutlich, wie schwer es ist, eigene Besetzungen zu erkennen, vor allem, wenn man sich an diese schon gewöhnt hat. Und dieser Fall zeigt auch, wie sorgfältig, gründlich und nachhaltig man bei der Impfverarbeitung vorgehen muss.

Abschied

Liebe Leserin, lieber Leser,

Ich durfte Sie nun durch viele Facetten des Themas führen. Ich hoffe, dass es gute geistige Nahrung war und die Seele erbaute. Ich habe lange daran gearbeitet, die Kapitel so klar und prägnant zu bekommen, dass allfällige Verwirrungsgeister das Weite suchen. Ich hoffe, dass es geholfen hat, einen realistischen Blick auf die Covid-Impfungen einzunehmen und dass Sie sich nun freier von Beeinflussung fühlen.

Herzliche Grüsse, Thomas Mayer

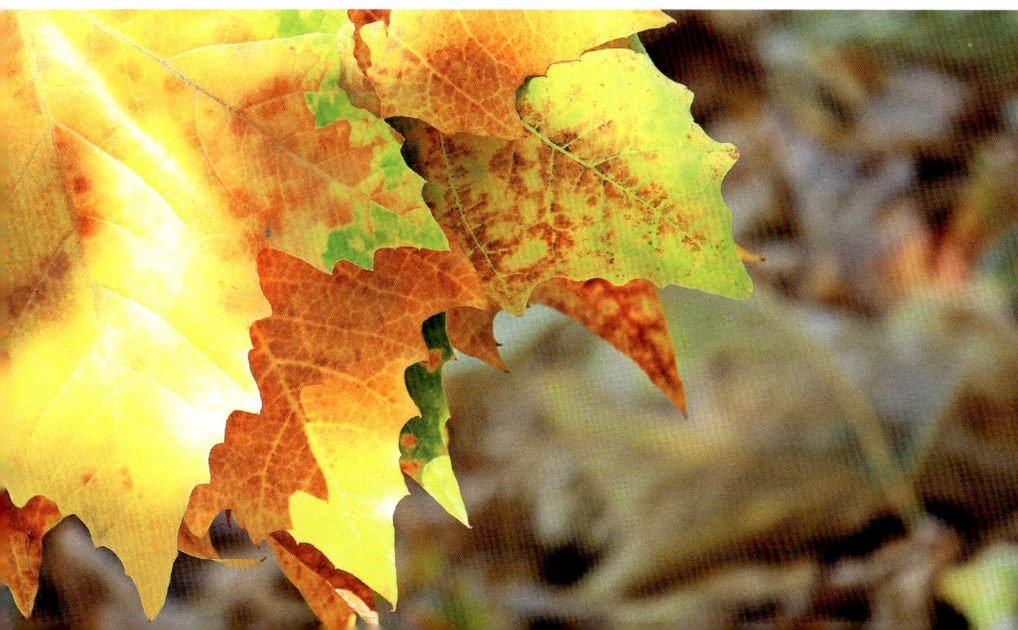

Quellenangaben

Sämtliche Links in den Quellenangaben waren bei Redaktionsschluss online zugänglich. Wenn Links von Seitenbetreibern gelöscht, verändert oder hinter eine Paywall versteckt wurden, liegt dies nicht im Verantwortungsbereich des Autors. Manche verlorene Links können mithilfe der Wayback Maschine im Internet Archive aufgefunden werden: https://archive.org/web

1 https://www.akanthos-akademie.de/2021/12/18/covidioten-bekloppte-aasgeier-winzige-minderheit-enthemmter-extremisten-wie-f%C3%BChrende-politiker-die-diffamierung-befeuern/
2 https://www.tagesschau.de/inland/spahn-ungeimpfte-teil-lockdown coronavirus-101.html
3 https://www.achgut.com/artikel/versuchte_vergewaltigung
4 https://youtu.be/fmwQ9Yg4vVw
5 https://laufpass.com/corona/nein-heisst-nein/
6 https://tkp.at/2021/11/18/impfpflicht-in-florida-nun-gesetzlich-verboten/
7 https://tkp.at/2022/01/25/litauen-parlament-lehnt-impfpflicht-fuer-aerzte-und-pflegepersonal-ab/
8 https://corona-transition.org/volk-wird-uber-impfpflicht-abstimmen
9 https://www.bundesregierung.de/breg-de/themen/corona-informationen-impfung/mythen-impfstoff-1831898
10 https://web.archive.org/web/20211117003955/https://www.bundesregierung.de/breg-de/themen/corona-informationen-impfung/mythen-impfstoff-1831898
11 https://twitter.com/BMG_Bund/status/1347120866908372992
12 https://www.cducsu.de/themen/keine-impfpflicht-durch-die-hintertuer
13 https://www.bundesgesundheitsministerium.de/presse/interviews/interviews/rnd-231120.html
14 https://reitschuster.de/post/sahra-wagenknecht-ueber-regierung-haben-die-ihren-verstand-verloren/
15 https://reitschuster.de/post/sahra-wagenknecht-ueber-regierung-haben-die-ihren-verstand-verloren/
16 https://twitter.com/mpkretschmer/status/1257619155810951168?lang=de
17 https://www.apotheke-adhoc.de/nachrichten/detail/politik/maas-allgemeine-corona-impfpflicht-wirds-nicht-geben/
18 Bundestagswahl 2021 LIVE: Das Triell - Baerbock | Laschet | Scholz: https://www.youtube.com/watch?v=BDBITm3eumE, 29.08.2021, Min 39:15 ff.
19 https://reitschuster.de/post/sahra-wagenknecht-ueber-regierung-haben-die-ihren-verstand-verloren/
20 https://twitter.com/argonerd/status/1489666084139675664, Transkription: https://reitschuster.de/post/die-besorgniserregende-wankelmuetigkeit-des-karl-wilhelm-l/
21 https://www.facebook.com/Karl.Lauterbach.spd/posts/4230711746952753/
22 https://www.augsburger-allgemeine.de/politik/Interview-Christian-Lindner-Ich-bin-gegen-einen-indirekten-Impfzwang-id60611716.html
23 https://reitschuster.de/post/mega-peinlich-luegenlindner-ueberfuehrt-beim-waehlerbetrug/

24 Bundestagswahl 2021 LIVE: Das Triell - Baerbock | Laschet | Scholz: https://www.youtube.com/watch?v=BDBITm3eumE, 29.08.2021, Min 31:00

25 https://de.statista.com/infografik/24805/anzahl-der-beschaeftigten-im-pflege-dienst-in-deutschland/
https://www.bundesgesundheitsministerium.de/themen/gesundheitswesen/gesundheitswirtschaft/gesundheitswirtschaft-als-jobmotor.html

26 https://www.epochtimes.de/politik/deutschland/oberflaechlich-feige-und-gefa-ehrlich-heribert-prantl-zur-bundesnotbremse-urteil-a3661877.html
Weitere Reaktionen auf das Urteil finden sich hier:
https://impfentscheidung.online/entscheidung-der-verfassungsbeschwerden-bun-desnotbremse
https://reitschuster.de/post/die-fragwuerdige-evidenz-des-bundesverfassungsge-richts/
Und zum Urteil vom 10.2.22 zur einrichtungsbezogenen Impfpflicht:
https://zachariasfoegen.wordpress.com/2022/02/11/das-bverfg-entmuendigt-die-patienten/

27 https://www.bundesverfassungsgericht.de/SharedDocs/Pressemit-teilungen/DE/2021/bvg21-101.html;jsessionid=A8BC52F5FDCD13E-74F3694AB0D2D4434.1_cid354

28 https://www.anti-spiegel.ru/2021/die-impfpflicht-ist-beschlossene-sache-wann-wird-sie-eingefuehrt-und-wie-wird-sie-durchgesetzt/

29 https://www.zdf.de/nachrichten/politik/corona-scholz-pandemie-unge-impfte-100.html

30 https://www.koerber-stiftung.de/vertrauen-in-demokratische-institutionen-schwindet-2509

31 https://www.medrxiv.org/content/10.1101/2021.07.08.21260210v2.full

32 Es ist medizinisches Basiswissen, dass eine natürliche Immunisierung einer Impfung deutlich überlegen ist. Das ist auch bei Covid19 in zahlreichen Studien nachgewiesen, z.B. https://www.nejm.org/doi/full/10.1056/NEJMoa2118691

33 https://dserver.bundestag.de/btp/20/20013.pdf

34 https://multipolar-magazin.de/artikel/faktencheck-impfpflichtdebatte

35 https://www.change.org/p/coronakrise-ja-zu-untersuchungsausschuss-oder-enquete-kommission-und-b%C3%BCrgerbeteiligung
https://www.change.org/p/abstimmung21-nie-wieder-unsinnige-lockdowns

36 https://www.ons.gov.uk/peoplepopulationandcommunity/healthandsocialcare/conditionsanddiseases/bulletins/coronaviruscovid19infectionsurveyantibodyandvaccinationdatafortheuk/9february2022
https://de.rt.com/inland/122718-bundesregierung-gravierende-versauemnisse-corona-daten/

37 www.nature.com/articles/d41586-021-02187-1
https://tkp.at/2021/08/12/geimpfte-und-ungeimpfte-sind-gleich-ansteckbar-und-gleich-ansteckend/
www.onvista.de/news/geimpfte-infizierte-unter-delta-wohl-aehnlich-ansteckend-wie-ungeimpfte-478647301
https://www.reuters.com/world/us/majority-covid-19-cases-large-public-events-were-among-vaccinated-us-cdc-study-2021-07-30/
https://sciencefiles.org/2021/08/09/covid-19-impf-marchen-gesammelte-belege-dass-fast-alles-nicht-stimmt/?utm_source=es&utm_medium=email
https://tkp.at/2021/07/22/auch-island-zeigt-hoher-anteil-an-infektionen-bei-geimpften/

https://www.thelancet.com/journals/lanepe/article/PIIS2666-7762(21)00258-1/fulltext?s=08#%20

38 https://assets.publishing.service.gov.uk/government/uploads/system/uploads/attachment_data/file/1054071/vaccine-surveillance-report-week-6.pdf, verwendete Daten sind auf Seite 44

39 https://tkp.at/2022/02/19/letzter-nur-wenig-verfaelschter-bericht-von-public-health-scotland-bestaetigt-neuerlich-impfdesaster/

40 https://de.rt.com/inland/131725-lauterbach-bestatigt-intensivstationen-warennie/

41 https://multipolar-magazin.de/artikel/gruende-fuer-impfpflicht-fehlen

42 https://www.intensivregister.de/#/index

43 https://www.aerzteblatt.de/nachrichten/129920/34-Krankenhaeuser-werden-mit-Mitteln-aus-Strukturfonds-geschlossen

44 Tom Lausen & Walter van Rossum (2021) Die Intensivmafia. Von den Hirten der Pandemie und ihren Profiten. Die Autoren präsentieren auf der Seite www.intensivstationen.net aktuelle Analysen.

45 https://www.vfa.de/de/arzneimittel-forschung/coronavirus/zugelassene-zur-zulassung-eingereichte-medikamente-covid-19

46 https://multipolar-magazin.de/artikel/der-streit-um-ivermectin
https://multipolar-magazin.de/artikel/der-kampf-um-ivermectin-in-deutschland

47 https://tkp.at/2022/02/08/weitere-daten-zu-ivermectin-aus-brasilien-sterblichkeitsrate-um-90-reduziert/
https://www.researchgate.net/publication/358386329_Strictly_regular_use_of_ivermectin_as_prophylaxis_for_COVID-19_leads_to_a_90_reduction_in_COVID-19_mortality_rate_in_a_dose-response_manner_definitive_results_of_a_prospective_observational_study_of_a
https://www.cureus.com/articles/82162-ivermectin-prophylaxis-used-for-covid-19-a-citywide-prospective-observational-study-of-223128-subjects-using-propensity-score-matching
Besprechung: https://tkp.at/2022/01/25/ivermectin-ist-hoch-wirksam-in-der-prophylaxe/

48 https://report24.news/nicht-alle-laender-lassen-buerger-mit-covid-erkrankung-alleine-das-hilfspaket-von-el-salvador/
http://www.isbm.gob.sv/kit-ambulatorio-de-medicamentos-para-pacientes-sospechosos-y-confirmados-covid-19/

49 https://m.facebook.com/salud.sv/posts/3950446851644398?locale2=ms_MY

50 https://www.hygiene-zastrow.de/
https://www.hygiene-zastrow.de/.cm4all/uproc.php/0/aufruf-an-die-bundeskanzlerin-frau-dr-angela-merkel.pdf?cdp=a&_=17a9a70551a

51 https://sites.krieger.jhu.edu/iae/files/2022/01/A-Literature-Review-and-Meta-Analysis-of-the-Effects-of-Lockdowns-on-COVID-19-Mortality.pdf
Besprechung der Studie: https://sciencefiles.org/2022/02/06/mutwillige-zerstoerung-lockdowns-quarantaene-schliessung-haben-keinen-effekt-auf-covid-19-mortalitaet-neue-studie/?highlight=Prof.%20Steve%20H.%20Hanke

52 Quellen zur Sinnhaftigkeit von Lockdowns:
- Das Brownstone-Institut hat 400 Studien zusammengestellt und beschrieben, die zeigen, dass Lockdowns, Ausgangssperren und Maskenpflicht gescheitert sind: https://brownstone.org/articles/more-than-400-studies-on-the-failure-of-compulsory-covid-interventions/
- Eine weitere Zusammenstellung von 40 Studien ist hier: https://brownstone.org/articles/lockdowns-fail-they-do-not-control-the-virus/

- Hier eine Zusammenstellung von 35 internationalen Studien, die zeigen, dass Lockdowns das Infektionsgeschehen nicht kontrollieren: https://www.aier.org/article/lockdowns-do-not-control-the-coronavirus-the-evidence/
- Zu diesem Ergebnis kommt auch die Standford Studie vom Januar 2021 in einer weltweiten Auswertung: https://onlinelibrary.wiley.com/doi/10.1111/eci.13484
- Die Unwirksamkeit von Lockdowns auf das Infektionsgeschehen wurde schon im Juni 2020 in einer Studie der Oxford Universität festgestellt: https://www.akant-hos-akademie.de/2020/06/28/es-gibt-keinen-zusammenhang-zwischen-corona-toten-und-lockdown-ma%C3%9Fnahmen/
- Die WHO spricht sich seit Herbst 2020 wegen der immensen Schäden gegen Lockdowns aus: https://reitschuster.de/post/who-gegen-lockdown/
- In der Great Barrington Erklärung fordern tausende Wissenschaftler weltweit das Ende von Lockdowns und den gezielten Schutz von Risikogruppe: https://gbdeclaration.org/
- Hier eine weitere Sammlung und Zusammenfassung von Studien: „Follow the Science! Die gesammelten Belege dafür, dass Lockdowns nicht funktionieren": https://sciencefiles.org/2021/04/10/follow-the-science-die-gesammelten-belege-dafur-dass-lockdowns-nicht-funktionieren/
- Eine Meta-Studie kommt zu einem vernichtenden Ergebnis: Der Schaden, den die rigiden Lockdowns anrichten, ist ungleich höher als ihr Nutzen: https://reitschuster.de/post/neue-studie-zu-lockdowns-schaeden-deutlich-hoeher-als-ihr-nutzen/
- Wissenschaftler der Ludwig-Maximilians-Universität in München sehen im 16. Bericht der CODAG-Gruppe im Juni 2021 keinen Effekt der „Bundesnotbremse" Die Corona-Zahlen wären saisonbedingt ohnehin gesunken. https://reitschuster.de/post/wissenschaftler-sehen-keinen-effekt-der-bundesnotbremse/
- Eine brasilianische Forschergruppe hat die Google-Mobilitätsdaten und die Covid19-Todesfälle von 87 verschiedenen Ländern, Regionen und Städten weltweit untersucht. Das Ergebnis: Es besteht zwischen der Mobilitätsminderung und den Covid19-Todesfällen kein statistisch signifikanter Zusammenhang. Das heißt, die Lockdowns brachten nichts und waren sinnlos. https://www.nature.com/articles/s41598-021-84092-1#Bib1 Eine deutsche Zusammenfassung ist hier: https://de.rt.com/international/114151-studie-belegt-weitestgehend-wirkungslosigkeit-stay/

53 https://gbdeclaration.org/
54 https://collateralglobal.org/
55 https://www.bbc.com/news/health-59895934
https://tkp.at/2022/02/22/maskenpflicht-kann-zu-dauerhafter-schaedigung-von-kindern-fuehren/
56 https://www.nachdenkseiten.de/?p=78885
57 https://www.nachdenkseiten.de/?p=78940
58 Zum Beispiel: https://www.voiceforscienceandsolidarity.org/scientific-blog/a-last-word-of-caution-to-all-those-pretending-the-covid-19-pandemic-is-toning-down
59 https://www.berliner-zeitung.de/news/seit-meiner-impfung-ist-nichts-mehr-wie-es-war-li.207931
60 Under-reporting of adverse drug reactions : a systematic review, https://pubmed.ncbi.nlm.nih.gov/16689555/
61 https://www.pei.de/DE/newsroom/dossier/coronavirus/sicherheitsbericht-covid-19-impfstoffe-aktuell.html
62 https://reitschuster.de/post/corona-impfung-43-mal-toedlicher-als-grippeimpfung/
63 https://sciencefiles.org/2021/12/22/erkrankungen-nach-covid-19-impfung-neh-men-massiv-zu-2-841-988-gemeldete-nebenwirkungen/

64 https://wonder.cdc.gov/vaers.html
65 https://www.adrreports.eu/de/
66 https://multipolar-magazin.de/artikel/faktencheck-sicherheit-impfungen
   https://www.frontiersin.org/articles/10.3389/fpubh.2021.756633/full#T1
67 https://www.impfnebenwirkungen.net/report.pdf
   Eine Analyse der EMA-Zahlen vom 6.2.2022: https://www.transparenztest.de/
   post/ema-415303-der-1466095-gemeldeten-covid-impf-nebenwirkungen-sind-
   schwer
68 https://tkp.at/2022/01/24/datenanalyse-zeigt-zeitliche-naehe-von-nebenwirkun-
   gen-zur-impfung/
   https://www.researchgate.net/publication/357403474_Daten_die_nahelegen_
   dass_die_betrachtliche_Anzahl_der_schweren_Nebenwirkungen_und_Todes-
   falle_nach_Gabe_der_neuen_COVID-19_Impfstoffe_einen_kausalen_Bezug_
   zur_Impfung_hat
69 https://harald-walach.de/2021/09/10/vaccines-studie-korrektur-neue-studie-bri-
   tish-medical-journal/
   https://www.publichealthpolicyjournal.com/_files/ugd/adf864_8c97b2396c2842
   b3b05975bfbd8254cb.pdf
70 https://netzwerkrista.de/2021/12/17/impfnebenwirkungen-und-menschenwu-
   erde-warum-eine-impfpflicht-gegen-art-1-abs-1-gg-verstoesst/
71 https://www.aerzteblatt.de/nachrichten/126061/Heidelberger-Pathologe-pocht-
   auf-mehr-Obduktionen-von-Geimpften
72 https://meridian.allenpress.com/aplm/article/doi/10.5858/arpa.2021-
   0435-SA/477788/Autopsy-Histopathologic-Cardiac-Findings-in-Two
   https://sciencefiles.org/2022/02/15/2-teenager-zweimal-comirnaty-2-tote-teena-
   ger-pfizers-impfstoff-verursacht-toedliche-myokarditis-autopsie/
73 https://www.pathologie-konferenz.de/
74 https://anthroposophische-meditation.de/fileadmin/media/Corona-
   krise/2022_01_21_Mitschrift_Corona_Ausschuss_Vortrag_Prof_Arne_Burk-
   hardt.pdf
75 https://tkp.at/2022/02/09/studie-schaedliche-impf-spikes-verbleiben-monate-
   im-koerper/
76 https://tkp.at/2021/02/22/wurde-vom-paul-ehrlich-institut-eine-gefaehrliche-
   nebenwirkung-der-impfung-ausgeblendet/
   https://www.pei.de/DE/newsroom/pm/jahr/2021/03-gewebeschaeden-zellfu-
   sion-covid-19-rolle-spikeprotein.html;jsessionid=41364821D3339F93F7C3EC-
   B5E14718D0.intranet242?nn=172068
77 https://www.parlament.gv.at/PAKT/VHG/XXVII/SN/SN_94076/index.shtml
78 https://www.parlament.gv.at/PAKT/VHG/XXVII/SN/SN_117856/index.shtml
79 Zur Schwächung des Immunsystems durch die Spikeproteine einige Studien:
   SARS–CoV–2 Spike Impairs DNA Damage Repair and Inhibits V(D)J Recombination In Vitro, https://www.mdpi.com/1999-4915/13/10/2056/htm
   Innate Immune Suppression by SARS-CoV-2 mRNA Vaccinations: The role
   of G-quadruplexes, exosomes and microRNAs, https://www.authorea.com/
   users/455597/articles/552937-innate-immune-suppression-by-sars-cov-
   2-mrna-vaccinations-the-role-of-g-quadruplexes-exosomes-and-micrornas?com-
   mit=d033a57415da0ca976b27f11d81a4cd604f7fdc7
   SARS-CoV-2 Spike 1 Protein Controls Natural Killer Cell Activation via the HLA-E/
   NKG2A Pathway, https://www.ncbi.nlm.nih.gov/pmc/articles/PMC7563485/pdf/
   cells-09-01975.pdf

https://tkp.at/2022/02/13/so-erzeugen-mrna-spike-impfungen-vakzin-aids-video/
https://tkp.at/2022/02/07/warum-die-gentechnischen-spike-impfungen-krebs-foerdern/

80 https://www.heise.de/tp/features/Studie-2020-sind-weniger-Menschen-in-Deutschland-gestorben-6227155.html
81 https://www.akanthos-akademie.de/2021/12/28/2020-wurde-die-covid-19-%C3%BCbersterblichkeit-kompensiert-durch-entsprechende-untersterblich-keit-bei-anderen-erkrankungen/
82 CODAG-Bericht Nr. 26, https://www.covid19.statistik.uni-muenchen.de/pdfs/codag-bericht-26.pdf
Diskussion des Berichtes: https://tkp.at/2022/02/09/altersadjustierte-ueberster-blichkeit-2021-in-deutschland/
83 https://corona-transition.org/warum-ist-die-ubersterblichkeit-im-impfjahr-2021-hoher-als-im-pandemiejahr-2020
84 https://zachariasfoegen.wordpress.com/2022/01/26/finale-daten-zur-uebersterblichkeit-2021/comment-page-1/?unapproved=335&moderation-hash=bb695cd166635488ec4114b4c1ee1a2a#comment-335
85 Beiträge zur Übersterblichkeit durch Covid-Impfungen:
https://multipolar-magazin.de/artikel/ein-sicherheitssignal-wird-ignoriert
https://reitschuster.de/post/uebersterblichkeit-durch-die-impfung/
https://tkp.at/2022/01/12/sterbefaelle-im-ersten-corona-impfjahr-in-deutschland/
https://corona-blog.net/2022/02/09/unerwartete-sterbefallzahlen-korrelieren-exakt-mit-der-anzahl-der-geimpften/
https://www.achgut.com/artikel/bericht_zur_corona_lage_ein_blick_auf_das_sterbegeschehen
https://tkp.at/2022/01/15/sterben-in-deutschland-2021-berechnung-des-impfri-sikos-heilsbringer-oder-todesspritze/
Auf der Seite von Ute Bergner sind mehrere Analysen und Datensammlungen zur Übersterblichkeit gesammelt: www.utebergner.de/statistische-auswertung-corona
86 https://coronagate.blog/2022/01/06/die-booster-welle-ist-toedlicher-als-die-corona-welle-im-fruehjahr-2020/
87 https://hatchardreport.com/relationship-between-covid-19-vaccination-and-all-cause-mortality/
https://hatchardreport.com/video-evidence-2000-excess-deaths-in-nz-while-pfi-zer-vaccine-rolled-out/
88 https://tkp.at/2021/12/27/studie-bestaetigt-deutliche-uebersterblichkeit-durch-covid-impfungen/
89 https://www.researchgate.net/publication/355581860_COVID_vaccination_and_age-stratified_all-cause_mortality_risk
90 https://tkp.at/2022/01/03/ceo-der-us-lebensversicherung-oneamerica-berichtet-ueber-40-uebersterblichkeit-update-mit-videostatement/
91 https://thainews.prd.go.th/en/news/detail/TCATG220116151038692
92 https://reitschuster.de/post/exklusiv-umfrage-zeigt-wie-haeufig-starke-impfne-benwirkungen-wirklich-sind/
93 https://harald-walach.de/2022/01/06/warum-lassen-sich-die-deutschen-impfen/
Umfrage des Israelischen Gesundheitsministeriums: https://sciencefiles.org/2022/02/21/66-4-haben-die-nebenwirkungen-von-denen-lauterbach-behaup-tet-dass-es-sie-nach-covid-impfung-nicht-gibt-studie-aus-israel/
94 https://www.achgut.com/artikel/achgut_umfrage_jetzt_reden_die_mitarbei-ter_des_gesundheitssystems_2_

95 https://diekontrollgruppe.de/monitoring-ergebnisse/

96 https://reitschuster.de/post/impfschaeden-durch-krankenhausabrechnungen-belegt/
https://tkp.at/2022/01/26/spitals-abrechnungen-belegen-impfschaeden-punkt-preradovic-mit-tom-lausen/
https://tkp.at/2022/02/22/abrechnungsdaten-der-krankenkassen-belegen-sicherheitsdesaster-der-gen-impfstoffe/
https://blog.bastian-barucker.de/heftiges-warnsignal-bei-impfnebenwirkungen-nach-corona-impfung/

97 https://alschner-klartext.de/2022/02/08/die-whistleblower-sind-militaers-von-sehr-hohem-rang/
https://alschner-klartext.de/2022/02/10/datenleck-des-us-militaers-fehler-in-der-datenbank-untrueglicher-beweis-oder-etwas-dazwischen/
https://www.theblaze.com/op-ed/horowitz-whistleblowers-share-dod-medical-data-that-blows-vaccine-safety-debate-wide-open#toggle-gdpr

98 https://alschner-klartext.de/wp-content/uploads/2022/01/The-COVID-19-Inoculations-More-Harm-Than-Good-REV-Dec-16-2021-Kopie.pdf
Deutsche Übersetzung: https://alschner-klartext.de/2022/01/01/mehr-schaden-als-nutzen/

99 https://tkp.at/2022/02/18/nutzen-risiko-verhaeltnis-von-mrna-injektionen-aussicht-der-wissenschaft/

100 Rudolf Steiner, aus den Vorträgen vom 6. November 1917, GA 178, und 7. Oktober 1917, GA 177

101 https://tkp.at/2022/02/06/im-gespraech-eine-domina-zur-corona-krise/

102 https://www.welt.de/debatte/kommentare/plus235395056/Otto-Schily-Die-Impfpflicht-eine-verfassungswidrige-Anmassung-des-Staates.html? Mit Bezahlschranke.

103 https://www.un.org/depts/german/menschenrechte/aemr.pdf

104 https://www.europarl.europa.eu/germany/de/europ%C3%A4isches-parlament/grundrechtecharta

105 https://www.fedlex.admin.ch/eli/cc/1993/750_750_750/de

106 Ausführliche Erlöuterung zu Art.1. GG:
https://netzwerkrista.de/2021/12/17/impfnebenwirkungen-und-menschenwuerde-warum-eine-impfpflicht-gegen-art-1-abs-1-gg-verstoesst/
sowie https://www.nachdenkseiten.de/?p=79118

107 https://de.wikipedia.org/wiki/N%C3%BCrnberger_Kodex

108 Zitiert nach Lorenzo Ravagli, Menschenrechte und Impfzwang, 6.1.2022, https://anthroblog.anthroweb.info/2022/menschenrechte-und-impfzwang

109 https://anthroblog.anthroweb.info/wp-content/uploads/2022/01/allgemeine_erklaerung_ueber_bioethik_und_menschenrechte.pdf

110 https://tkp.at/2022/02/08/impfpflicht-ploetzlich-kein-problem-europarat-aenderte-resolution-zur-impfpflicht/

111 https://laufpass.com/corona/die-strafrechtliche-relevanz-der-corona-schutzimpfung/

112 https://blog.bastian-barucker.de/ethik-nudging
https://blog.bastian-barucker.de/nudging

113 Beide Schreiben sind auch hier: https://www.mwgfd.de/2022/02/wie-dem-impfdruck-durch-den-arbeitgeber-standhalten/

114 https://www.gesetze-im-internet.de/ifsg/__20a.html
https://netzwerkrista.de/2022/01/05/ist-die-weiterbeschaeftigung-eines-arbeit-

nehmers-ohne-immunitaetsnachweis-im-gesundheitswesen-ab-dem-16-maerz-2022-fuer-den-arbeitgeber-eine-ordnungswidrigkeit-solange-seitens-des-gesundheitsamtes-k/

115 Das Ablaufdatum ergibt sich aus dem Artikelgesetz „Gesetz zur Stärkung der Impfprävention gegen COVID-19 und zur Änderung weiterer Vorschriften im Zusammenhang mit der COVID-19-Pandemie"
(dessen Art 1 die Änderung des IfSG mit Einfügung des § 20a IfSG ist)
wie folgt:
Sie ergibt sich aus Art 23. Abs 4: „Artikel 2 tritt am 1. Januar 2023 in Kraft."
in Verbindung mit Art 2: Nr. 1. „Die §§ 20a und 20b werden aufgehoben."
https://www.bundesrat.de/SharedDocs/drucksachen/2021/0801-0900/830-21.pdf?__blob=publicationFile&v=1

116 https://reitschuster.de/post/kein-bestandsschutz-genesene-jetzt-ungenesen

117 https://www.pei.de/DE/newsroom/pm/jahr/2022/03-antikoerper-sars-cov-2-infektion-neue-erkenntnisse-sensitivitaet-nachweisdauer-antikoerpertests.html

118 https://norberthaering.de/news/genesenenstatus/

119 https://corona-blog.net/2022/01/24/ganze-8-corona-impfungen-fuer-jeden-buerger-bis-2023-das-hat-die-bundesregierung-an-impfstoff-bestellt/

120 https://tkp.at/2022/02/08/was-hat-sich-die-regierung-beim-kauf-von-8-impfdosen-pro-kopf-gedacht/

121 https://www.t-online.de/gesundheit/krankheiten-symptome/id_91355688/corona-impfstoff-von-novavax-totimpfstoff-oder-nicht-.html

122 Zur Schwächung des Immunsystems durch die Spikeproteine einige Studien:
SARS–CoV–2 Spike Impairs DNA Damage Repair and Inhibits V(D)J Recombination In Vitro, https://www.mdpi.com/1999-4915/13/10/2056/htm
Innate Immune Suppression by SARS-CoV-2 mRNA Vaccinations: The role of G-quadruplexes, exosomes and microRNAs, https://www.authorea.com/users/455597/articles/552937-innate-immune-suppression-by-sars-cov-2-mrna-vaccinations-the-role-of-g-quadruplexes-exosomes-and-micrornas?commit=d033a57415da0ca976b27f11d81a4cd604f7fdc7
SARS-CoV-2 Spike 1 Protein Controls Natural Killer Cell Activation via the HLA-E/NKG2A Pathway, https://www.ncbi.nlm.nih.gov/pmc/articles/PMC7563485/pdf/cells-09-01975.pdf
https://tkp.at/2022/02/13/so-erzeugen-mrna-spike-impfungen-vakzin-aids-video/
https://tkp.at/2022/02/07/warum-die-gentechnischen-spike-impfungen-krebs-foerdern/

123 https://www.nachdenkseiten.de/?p=78940

124 https://corona-blog.net/2022/01/23/ueberblick-ueber-den-novavax-impfstoff-wenn-gen-auf-nanotechnologie-trifft/
https://tkp.at/2022/02/02/was-ist-vom-impfstoff-von-novavax-zu-halten-viele-fragen-bleiben-offen/

125 https://tkp.at/2022/02/16/china-studie-warnt-vor-impfung-wegen-schaedigung-des-immunsystems-auch-bei-totimpfstoffen/
https://www.apotheken-umschau.de/krankheiten-symptome/infektionskrankheiten/coronavirus/valneva-totimpfstoff-was-bisher-bekannt-ist-823581.html

126 https://www.aerztezeitung.de/Nachrichten/Corona-Impfstoff-in-Globuli-Verfahren-gegen-Apotheke-eingestellt-422056.html

Zum Autor:

Thomas Mayer

Meditationslehrer, Autor, Bürgerrechtler

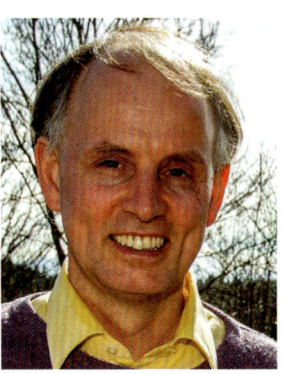

Seit 2005 leite ich zusammen mit meiner Partnerin Agnes Hardorp Kurse und Ausbildungen in Anthroposophischer Meditation. Es liegt uns am Herzen, lebensnahe Zugänge zur geistigen Welt zu ermöglichen.

Als Mitbegründer von „Mehr Demokratie e.V." in 1988 war ich 20 Jahre mit dem bundesweiten Aufbau der Bewegung für Direkte Demokratie beschäftigt. Von 1993 bis 1995 war ich Beauftragter des erfolgreichen Volksbegehrens „Mehr Demokratie in Bayern", mit dem der Bürgerentscheid in den bayerischen Gemeinden und Städten eingeführt wurde.

Ab 1997 arbeitete ich an der Konzeption und Vorbereitung von Regiogeldern und wirkte beim Start des „Chiemgauers" mit. Von 2013 bis 2018 war ich Kampagnenleiter der Schweizer „Vollgeld-Initiative".

Buchveröffentlichungen:
– Triumph der Bürger! Mehr Demokratie in Bayern, 1997
– Kunstwerk Volksabstimmung, 2004
– Erlebnis Erdwandlung, 2008
– Rettet die Elementarwesen, 2008
– Zusammenarbeit mit Elementarwesen, Gespräche mit Praktikern, 2010
– Zusammenarbeit mit Elementarwesen 2, Neue Interviews mit Forschern und Praktikern, 2012
– Vollgeld, Das Geldsystem der Zukunft, 2014
– Wie Banken Geld aus Nichts erzeugen, 2018
– Spirituelle Notwehr in der Coronakrise - 28 Meditationen, 2021
– Corona-Impfungen aus spiritueller Sicht, 2021
Webseiten:
www.anthroposophische-meditation.de
www.geistheilung.org

Thomas Mayer

Spirituelle Notwehr in der Coronakrise – 28 Meditationen

Die Corona-Krise ist eine große spirituelle Herausforderung.

Die 28 Meditationen und Seelenübungen stärken unsere Souveränität, Würde und geistige Anbindung und mögen beitragen, das kollektive Feld zu entspannen. Es sind Meditationen um den Gefühlsraum zu klären, den Denkraum zu erhellen, die eigene soziale Positionierung zu klären, die Gesundheit zu stärken, den Tod zu integrieren und kollektive dunkle Impulse zu heilen.

Im abschließenden Kapitel wird der Geisteskampf der Corona-Krise auf Basis der Anthroposophie eingeordnet. Das Büchlein von Thomas Mayer hat 65 Seiten und viele Fotos zum Motto: Machen wir aus „dark Winter" einen weißen Winter. Durchlichten wir das Dunkle!

April 2021,

ISBN 978-3890608044,

Euro 10,-, Ebook 6,99

Bestellung auf Rechnung bei:

Buchbestellung@protonmail.com

oder überall im Buchhandel

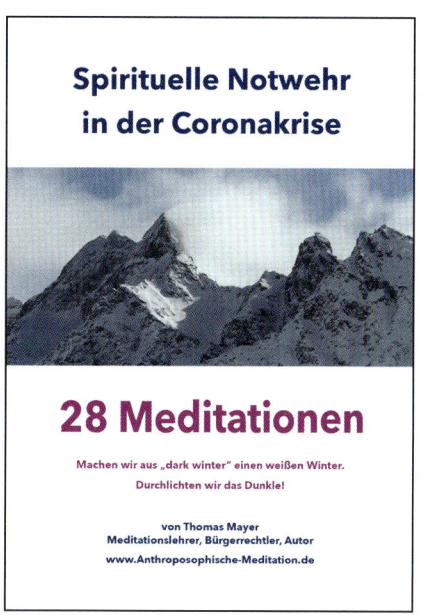

Thomas Mayer

Corona-Impfungen aus spiritueller Sicht – Auswirkungen auf Seele und Geist und das nachtodliche Leben

Wie wirken die Corona-Impfungen auf Seele und Geist und das nachtodliche Leben? Diese Fragen wurden mit übersinnlichen Forschungsmethoden untersucht. Das Buch enthält Erfahrungsberichte und Diskussionsbeiträge von über 50 Forscherinnen und Forschern.

Es zeigte sich: Es ist nicht ein „harmloser Pieks", sondern ein heftiger Eingriff in das subtile Gefüge von Körper, Seele und Geist. Das hat Auswirkungen über den Tod hinaus. Anstatt sich normal weiter zu entwickeln, können Seelen erdgebunden bleiben und tief leiden. Die Menschheit steht an einem Scheideweg.

Auch wenn vieles, was hier aufgezeigt wird, zunächst Angst machen kann, so möchten die Autorinnen und Autoren nur eines: Nüchtern aufklären und zeigen, wie Geimpfte und Ungeimpfte mit offenen Augen und ohne Furcht mit dem Thema umgehen können.

September 2021,

Kart., 356 Seiten,

durchgehend farbig bebildert,

ISBN 978-3-89060-810-5

Euro 28,-, Ebook 22,99

Bestellung auf Rechnung bei:

Buchbestellung@protonmail.com

oder überall im Buchhandel

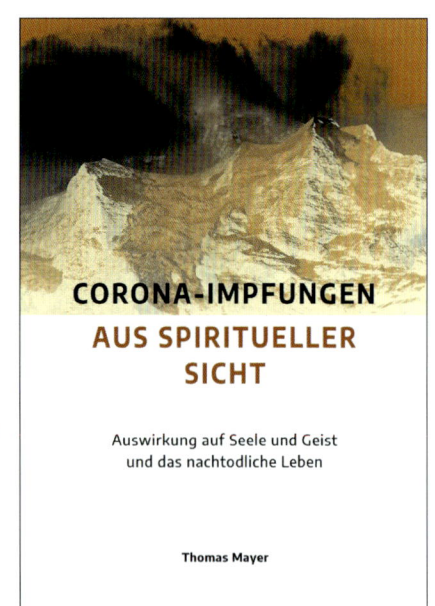

**CORONA-IMPFUNGEN
AUS SPIRITUELLER
SICHT**

Auswirkung auf Seele und Geist
und das nachtodliche Leben

Thomas Mayer